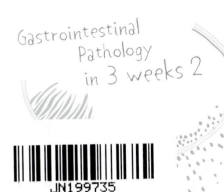

3週間 *de*
消化器病理 2

臨床医のための病理のイロハ

著 福嶋敬宜
フクシマ ノリヨシ

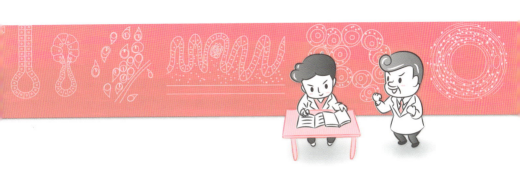

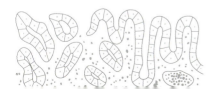

南江堂

序文

こんにちは，本書を手に取ってくださりありがとうございます！

はじめての方は，少し驚かれたかもしれませんね．病理の本なのに組織写真の一枚もないし，反対にイラストが随所にあって"軽そう"な感じですから．しかし，まずは読んでみてください．山向先生と理子先生，赤丸先生の会話を追っているうちに，自然と病理像もイメージできてくるはずですし，ところどころに深い内容も散りばめてありますから，気楽に読めるけど，実は内容はそんなに"軽く"もないのです．

「3週間 de 消化器病理」（2017年刊，以下前書）を読んでくださった方は，理子先生の成長ぶり，赤丸先生のご愛嬌，そして理子先生の妹の理花さんの登場もお楽しみに．難しそうな内容は，赤丸先生が素朴な疑問を投げかけて代弁してくれます．また毎回のイントロの会話もパワーアップしました．いや，もちろん，そこが本書の売りではないのですが，楽しみにしてくださっている方もいるようなので…．

本当にうれしいことに，前書が出版されてから，若い先生方に限らず，「続編は出ないのですか？」，「もっと書いてください」などと直接いわれることがあり，これをすっかり真に受けて一気に書きあげてしまいました（実際には結構時間と手間がかかっていますが，気分的に一気に書き下ろせたことは事実です）．続編だからといって，単に前書で扱えなかった疾患を取り上げて説明しただけのものではありません．たとえば，前書でも潰瘍性大腸炎の基本的な重要事項は取り上げましたが，本書では，少し視点を変えて，生検標本から炎症性腸疾患を診断するときのポイントについて考えてみたり，疾患によっては診断基準自体を噛み砕いてみたり，疾患概念の確立に関する変遷に触れたりしたものもあります．さらに，前書では，特講として「症例報告」を取り上げましたが，今回は，一歩進めて，病理学的な研究課題の見つけ方から病理形態を基盤にした研究の実際まで，あまり他の書籍では類を見ない「病理学的研究のイロハ」も加えてみました．若い先生方に参考にしていただけるとうれしく思います．

本書の企画，編集，制作には今回も，南江堂出版部の高橋有紀氏，山本奈々氏の見事な連携を中心に多くの方々にお世話になりました．この場を借りて感謝の意を伝えたいと思います．

それでは，赤丸先生登場のプロローグから，山向先生の目頭を熱くさせたエピローグまで，自分のペースで楽しみながら読んでみてください．完走の暁には，病理への抵抗感がなくなっているどころか，病理に関連した研究さえやりたくなってしまったことに気づくでしょう，きっと(笑)．そんな気持ちになったら，ぜひ，あなたの施設の山向先生を訪ねてください．

平成31年3月

福嶋　敬宜

3週間 de 消化器病理 ❷
臨床医のための病理のイロハ

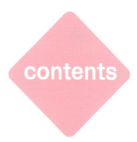

■ プロローグ ……………………………………………………………… 1

第1章　消化器疾患への病理学的アプローチ

第1日目　まずは病態を考えることから …………………………………… 2

第2日目　使える武器を整理しておこう！ ………………………………… 8

第2章　消化管の病変

第3日目　再生か？　腫瘍か？〜逆流性食道炎 ………………………… 16

第4日目　食道の隆起性病変はこう考える！〜癌肉腫 ………………… 24

第5日目　いろいろある胃炎のバリエーション〜慢性胃炎 …………… 32

第6日目　胃生検で"違和感"を覚えるコツ〜低異型度癌 …………… 40

第7日目　胃癌の組織型あれこれ〜EBウイルス関連胃癌 …………… 48

第8日目	消化管悪性リンパ腫はこう見る！〜小腸悪性リンパ腫	56
第9日目	特殊な腸炎にご用心〜虚血性大腸炎	64
第10日目	生検標本からどこまで病態に迫れるか？〜クローン病	72
第11日目	潰瘍性大腸炎の経過では発癌に注意！〜UC 関連大腸癌	80
第12日目	直腸・肛門の病変をおさらいしよう〜粘膜脱症候群（MPS）	88

第3章　肝・胆・膵の病変

第13日目	5 つの肝生検所見がカギとなる〜脂肪性肝障害（NAFLD/NASH）	96
第14日目	肉眼ではハデなのに…〜限局性結節性過形成（FNH）	104
第15日目	IPNB の 2010 年問題を考える〜胆管内乳頭状腫瘍（IPNB）	112
第16日目	胆管狭窄の原因はさまざま〜硬化性胆管炎	120
第17日目	分類に歴史的変遷あり〜膵粘液性嚢胞腫瘍（MCN）	128
第18日目	膵管内で発育する腫瘍のふしぎ〜膵腺房細胞癌（ACC）	136
第19日目	基準も規約も絶対ではない!?〜IPMN 併存膵癌	144
第20日目	焼け跡を見て何がわかるか？〜膵癌の治療後評価	152
第21日目	その "常識" は何から形成されている？〜膵胆道領域の細胞診	160

第4章　特講〜はじめての研究

特講1　研究課題はこう見つけるべし！ ………………………………… 170

特講2　「見えるもの」を出発点にすべし！ …………………………… 176

■ エピローグ …………………………………………………………………… 182

■ 索引 …………………………………………………………………………… 185

理子のちょっと背伸びレクチャー

第1日目	「膵管発見の謎と闇！?」……………………………………… 7
第2日目	「細胞の形質」……………………………………………… 15
第3日目	「臨床病理連関：消化管内視鏡所見と病理像」………… 23
第4日目	「粘膜下腫瘍/腫瘍の組織起源」…………………………… 31
第5日目	「消化器病理に関した分類」……………………………… 39
第6日目	「胃ポリープ」……………………………………………… 47
第7日目	「EBウイルス関連腫瘍」………………………………… 55
第8日目	「小腸にはどんな腫瘍ができる？」……………………… 63
第9日目	「病理所見から見た腸病変」……………………………… 71
第10日目	「肉芽腫病変」……………………………………………… 79
第11日目	「顕微鏡的腸炎（microscopic colitis）とは？」……… 87

第12日目	「好酸球性食道炎・好酸球性胃腸炎」	95
第13日目	「肝移植後肝障害」	103
第14日目	「肝臓の充実性/結節性病変」	111
第15日目	「『臨床・病理 胆道癌取扱い規約（第6版）』とUICC」	119
第16日目	「胆管狭窄を示す病変」	127
第17日目	「嚢胞状を示す非膵管系腫瘍」	135
第18日目	「充実性病変を形成する非膵管系膵腫瘍」	143
第20日目	「組織分類と病期分類」	159
第21日目	「従来の細胞診と液状検体細胞診」	168

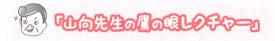

| 第19日目 | 「IPMN由来癌 vs 併存癌」 | 151 |

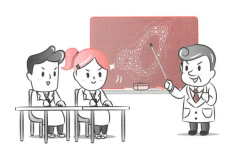

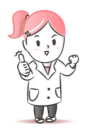

白鳥　理子
しらとり　　りこ

総合病院に勤める後期研修医．学生時代のBSL（臨床実習）で体験した消化管内視鏡検査とその指導医に憧れて，消化器内科医を目指していたが，初期研修時の病理診断科での研修経験から病理の魅力に目覚め，現在も病理診断科での研修を続けている．好奇心旺盛で熱中したら没頭してしまう性格．

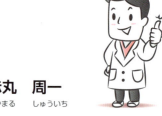

赤丸　周一
あかまる　　しゅういち

今日から3週間，山向先生のもとで研修を受ける初期研修医2年目．今のところ消化器外科を志望している．現代っ子らしく生意気な物言いをし，時に二日酔いの雰囲気を出していることがあるがどこか憎めない．

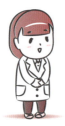

白鳥　理花
しらとり　　りか

理子の妹で，このたび難関を突破し，見事細胞検査士となった．臨床検査部での研修が終わり，細胞検査室配属になったばかり．理子よりも口数少なく，どことなくはかなげな雰囲気を醸し出しているが，その実，職務に対する情熱は姉に負けない．

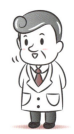

山向　和清
やまむかい　　かずきよ

理子の勤める病院の病理診断科長．常日頃から，臨床の担当医が病理診断を正しく理解して患者の診療に活かす，「（臨床医―病理医―患者の）トリプル WIN」の構築が重要と考えている．教育熱心な性格から若手医師に慕われている．ワインが好きで肝機能に指摘を受けている．

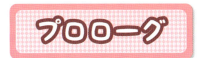

👨:山向（やまむかい）先生，おはようございます．昨日，病理診断のウェブセミナー見ましたよ．
👨:ああ，映ってたか？　どうだった？
👩:病理診断の基本がわかりやすくまとめられていてよかったと思います．近くで見ていたレジデントの先生方にも好評だったようですよ．
👨:そうか，それはよかった．びっくりするような唐突な質問もあったけど，いつも理子（りこ）先生から鋭いツッコミを受けて鍛えられていたので，どうってことなかったよ．
👩:まあ．
👨:さて，それはそうと，今日はカンファレンスに入る前に，今日から3週間，病理診断科で研修を受ける，初期研修医2年目の赤丸 周一（あかまるしゅういち）先生を紹介しておこう．
赤丸先生，こちらは，病理診断科専攻医の白鳥理子先生だ．理子先生は消化器内科志望なんだが，今は病理診断をじっくり研修しているところだ．
👦:研修医2年目の赤丸です．3週間よろしくお願いします．
👩:白鳥理子です．私も，山向先生のところに出入りしはじめたころは，本当にわからないことばかりで，それで質問ばかりしてたんですよね．
👨:そうそう．普通の研修医なら，大体のところでわかったような顔をしてくれるんだが，理子先生はそうはいかないんで，こちらもいろいろ勉強させてもらっている感じだよ．
👩:ええ？　そんな風に思っていらっしゃったんですか？
👨:赤丸先生も遠慮せず，わからないことは聞くように．理子先生がちゃんと教えてくれるはずだ．ただし，普通の教科書に書いてあるようなことは，自分でもちゃんと調べなきゃダメだぞ．ところで，赤丸先生は，どこ志望なの？
👦:はい，今のところ，外科系で，特に消化器外科に興味があるんです．
👨:ほう．3週間でも病理診断科の研修で得られることは，結構あるはずだ．ぜひ，一生懸命やってほしい．
👦:はい．よろしくお願いします．
👩:一緒にがんばりましょうね．
👦:はい！

第1章　消化器疾患への病理学的アプローチ

第1日目　まずは病態を考えることから

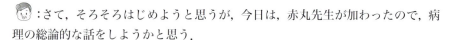

👨:さて，そろそろはじめようと思うが，今日は，赤丸先生が加わったので，病理の総論的な話をしようかと思う．

👩:はい，私も「初心に帰って」聞かせていただきます．

🧑:よろしくお願いします．

👨:まずは，病理医の思考過程の基になる病態変化のことについて説明しよう．

👩:どういうことでしょう？

👨:病理学というのはね，体に何かの異常な病態が生じた場合，それは感染症でも，腫瘍でも，循環障害でも，その局所の組織には，健常時とは異なる変化が生じている．それを見出すことで，病態について考えるのが病理学ってことだが，ここまでは大丈夫かな？

🧑:はい．

体の異常を見つけるために大事なこと

👨:よし．で，病理診断学は，その変化を見出し，疾患の診断や治療に繋がる情報を引き出そうとするものといえるだろう．では，その局所の変化を見出すときに，大事なことは何だと思う？

🧑:よく観察することですか？

👨:それもあるね．OK，他には？

👩:いろんな病気を知っていることでしょうか？

👨:さまざまな病気での変化を知っておくことが，正しい診断に繋がることは間違いないだろう．これもOKだ．ただ，まず異常と思える所見を見つけられないといけない．そのとき，どうしても必要なのは…？

2

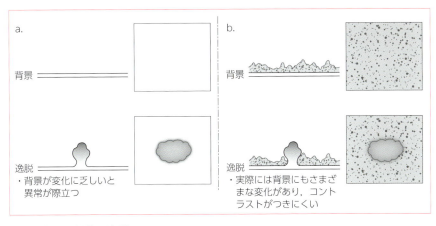

図1：背景の状態と逸脱

👧：異常がない状態を知っておくこと，ですね．

👨：そう．まず，そこだね．

👧：山向先生のところに押しかけていたころは，毎回のようにその病変が見られる臓器の正常組織について質問されていましたから．

👨：いいか，赤丸先生．そんなこと当たり前だと思っているかも知れないが，病気の診断，つまり人の身体に生じている異常を評価するには，健常な状態を知っておくことが必要だ．そして，これは病理診断に限らず，臨床診断でも基本は同じだね．

👨：まあ，確かにそうですね．

👨：ただ，一言で「健常状態」といっても，実はとても難しいものなんだ．「健康」を定義するのが難しいようにね．組織レベルでも，健常状態，まあ異常でない状態のバリエーションは，個々人でずいぶん異なるからね（図1）．

コントロールとイメージ力

👨：異常状態を見ようとするとき，つまり病理の標本を見るときに，いつも頭に置いておくべきなのは，異常と対照的な健常状態をコントロールにするということだ．
　では，コントロールを手に入れた後に考えるべきことは何だろう？

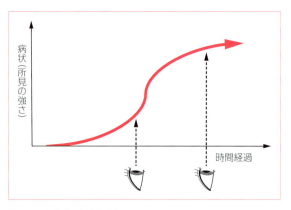

図2：病状と時間経過
病理像は病状の変化のある1点を見ているに過ぎない

😟：これまでもいくつか習ったように思いますが，何でしたか，思い出せません．

😀：「一つの病理像は，ある一時点の像にすぎない」（図2）（☞ 前書第14日目，p.114参照）．

😟：あ〜．そうでした．思い出しました．

😀：そして，「どういう状態（生理/病態）の臓器・組織像を見ているかと考えられるには，イメージ力が大切」という話は以前にもしたね（☞ 前書第2日目，p.13参照）．そうすれば，組織像から細胞の動きもイメージできることがある．

😟：病理組織像から「動きを見る」というのは，最初に聞いたときは，とても興味深かったです．今も，その気持ちはあまり変わりませんが．

😀：そうだね．それで，胃粘膜の異型上皮の見方は少し変わってくるはずだよ．ところで赤丸先生，どうした．気分でもわるいのか？

😐：いや，学生時代に聞いた病理学とだいぶ違うんですね．病理の総論といわれたので，循環障害とは何か，炎症とは何か，というようなことかと思っていました．

😀：もちろん，そういうことは大事だし，今話しているのは，まだその手前の話さ．ここでは，体の中で起こっている病態を考えながら組織像を見ることの重要性を再認識してほしいということだ．

😐：わかりました．

マクロ視点とミクロ視点は補完し合うもの

:病理観察における，マクロ視点とミクロ視点については，理子先生から赤丸先生に教えてもらえるかな．

:了解しました．たとえば，肝臓生検の組織標本を患者や臨床情報なしに見ているとしますね．そのとき，もし肝臓のなかにグリソン鞘が見当たらなかったらどう考えますか？　ちなみに肝細胞には目立った異型はないとします．

:うむ．いい問いだね．

:ええっ？　細胞異型もないのにグリソン鞘がないって，奇形とかですか？

:確かにそんな病変もあるかも知れませんね．でも，普通に考えれば，大きな再生結節，もしくは良性肝細胞増殖性病変，つまり限局性結節性過形成（focal nodular hyperplasia：FNH）とか肝細胞腺腫（hepatocellular adenoma：HCA）が考えられると思います．もちろん，たまたまグリソン鞘の間の組織だけが採取されたということも考えられるけど．

　ここで，実はミクロ視点にこだわり過ぎると，細胞異型性が乏しいということで，この病変が見えてこないの．だけど，マクロ視点，生検の場合だと肉眼像がないから画像所見とかに帰ると，あまり問題なく，病変を理解しやすくなる場合があるんです．切除標本のFNHとかHCAとかはまさにそうね．反対に，肉眼所見が同じっぽくても，組織学的にまったく違う像なんてたくさんあるはず．そうでなかったら，肉眼所見ですべて診断できてしまうことになってしまうから．

:マクロ像はミクロ像の集まりからできている．しかし，病理診断の観点からいうと，マクロ視点とミクロ視点は，お互い補完し合うものともいえるということだね．

:これからはマクロ視点とミクロ視点を意識しながら見てみたいと思います．

:理子先生，ありがとう．他にもまだ病理検体や病理標本を見るときの注意点というか，コツのようなものがある．

　たとえば，所見には「強い所見」と「そうでもない所見」があるということ，とか，「武器は正しく使え」とかね．

「体内で何が起こっているのか？」が病理の原点

👨:最後にもう一度繰り返しておくぞ．とにかく重要なのは，<u>標本を見ながらその体内，その組織局所で何が起こっているのかということを考える</u>ことだ．これなくしては，病理診断は病理像のパターン診断となってしまう．そういうパターンもその意味を考えれば有用だし武器にもなる．しかし，パターンだけで勝負しようとすると，それはどうしてもいずれ人間よりパターン認識に長けている賢いAIにとって代わられることになるだろう．

👩:病理診断にもAIの波がきていますからね．

👨:実際どうなるのかなんて，私のようなアナログ人間に説明できるはずがないが，常に患者のために病態を考える力を養っていけば，きっと病理医は生き残れると思うよ．

👩:まずは，目の前の症例に全力を尽くしてがんばります．

👦:もちろん，オレも心してがんばります．

👨:よし，では，また次回．

赤丸のメモ書き

- 組織の変化を捉えるために：
  ① よく観察する
  ② 病気の知識を蓄えておく
  ③ 健常な状態を知っておく
  ④ 体のなかで何が起こっているかを考える
- 観察時に覚えておくべきこと：
  ① 一つの病理像は，ある一時点の像に過ぎない
  ② 細胞の動きを想像してみる
  ③ マクロ像は，ミクロ像の集まり
  ④ マクロ視点とミクロ視点は補完し合うもの

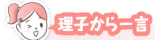

理子から一言

病理診断はパターン認識だと思っている人が多いかも知れませんが，必ずしもそうではありません．「常に，病態を考えながら病理組織を見る」という，山向病理の真骨頂ともいうべき一言を嚙み締めながら，これからも症例に当たります．みなさんも一緒に思いを巡らせましょう！

第1日目　理子のちょっと背伸びレクチャー

「膵管発見の謎と闇!?」

　山向先生から，以前，Vater乳頭部の括約筋機能を最初に記述したのはOddi先生ではなくて，肝臓構造で有名なGlisson先生だった（☞ 前書第17日目，p.134参照）と聞いて歴史に興味をもちました．今日は，主膵管（Wirsüng）の発見にまつわる興味深い話を紹介します．

　主膵管が発見されたのは，1642年3月2日，サンフランチェスコ病院（イタリア）で，30歳の遺体の剖検の際だったと言います．Wirsüng先生が，二人の学生（デンマークのThomas BartholinとドイツのMoritz Hoffmann）の介助で剖検を行なっているときに見つけたのです．ただ，Wirsüng先生はその発見が重要であるとは思っても，主膵管の機能についてはまったく考えが及ばなかったようなのです．その後，成人，新生児，胎児やいくつかの他の動物種でも確認したようですが，その発見を公式には発表せず，メンターだった解剖学者などへの手紙に書いたり，銅板に膵管の解剖図を彫刻したりしています．これが，その後ショッキングな事件に発展します．剖検を行った翌年1643年8月22日，Wirsüng先生が学生によって暗殺されたのです．暗殺の原因は，膵管の発見や命名に関する紛争にあったとする説が有力で，最初の剖検に立ち会ったBartholinとHoffmannが暗殺に関与しているのではないかともいわれていますが，犯人は謎のままとなってしまいました[1]．

　さまざまな解剖学的構造や組織などに人物名がつけられています．暗殺にまではいたらなくても，背景にはさまざまなストーリーがあるのでしょうね．

---

1) Bassi C, et al：Surgery **149**：153-155, 2011

第2日目
使える武器を整理しておこう！

Gastrointestinal Pathology

：これまで必要に応じてその都度，何種類かの免疫組織化学染色（免染）などを行ってきましたが，反対にいうと，場当たり的になっているような気もしますし，場合によっては不必要な染色を行っているかもしれません．結局，どの程度のどんな染色を行うべきかはケースバイケースだとは思うのですが，山向先生が心がけていらっしゃるポイントはありますか？

：特殊染色（特染）って，何かセットのようになっているわけではないんですか？　「肝炎セット」とか「リンパ腫セット」とか．検査のオーダーとかでそうなってる科がありました．

：もちろん，それぞれの施設や病理医で一部はセット化したりマニュアル化されているだろう．しかし，確かに現在の病理診断において，免染は大きな味方であり武器だと思うが，その使い方は病理医によってもまちまちだし，染めてみたはいいけど，その解釈に迷うこともある．また，免染用の抗体も毎日のように新しいものが出てくるが，その有用性はさまざまで，どの時点で導入するかなどは管理者の判断によるだろう．赤丸先生がいうように，一般的なものをセットにしておくのは，大変いい方法だと思うよ．

：ですよね．

：ただ，多くのマニュアル化で気をつけなきゃいけないことと同じで，そこにも落とし穴はある．ということで，今日は理子先生の要望にお答えして，「病理診断における特染の使い方」について，整理しておこう．

特染を行うときの原則

：まず，最初に心しておきたい注意点は，三つだ．一つは，目的を明確にすること，二つ目は，HE像をベースにすること，三つ目は，二つ目と少し重なると

ころがあるが，頼り過ぎないことである．

😊：何となくおっしゃる意味がわかるような気がします．

😀：まあ，基本的なことだからね．当たり前だが，やはりまず目的をしっかり理解してオーダーする必要がある．やみくもにやったものに限って，染色が上がってきてから，その結果の解釈に迷う場合があるものだよ．

😀：その結果，他の人が気づいていなかった事実にはじめて気づくとか…．

😀：もちろん，そういうことはまれにあるが，診療レベルのオーダーでやることではない．コストのことも含めて考えるとなおさらだ．なので，ここでは目的を明確化して，必要最小限の染色を追加することを考えてほしい．そして，目的によって使い方は当然変わってくる．「良悪性のヒント」を得たいのか，腫瘍の「組織分化」や「組織型」に関することか，「治療の標的となる分子」の有無を見るのか？，とか．

😊：それは，想定する病変によって大きく異なってきますね．

😀：そう．そして，それらの判定や診断が特染により，どの程度の影響を受けるか，ということも考えておく必要があるだろう．

😊：だから，山向先生がいつもいわれるように，まず HE 標本をじっくり見てから，ということですね．

😀：ああ，それと，特染の解釈を行うときには，常に，HE 標本と対応させながら観察する必要がある．免染だけ見てわかったようになったことも，HE を見直してみると，実は思っていた細胞ではない細胞に染まっていた，ということもある．免染は時に強力だが，頼りすぎると足元をすくわれてしまうこともある．つまり，診断の拠り所が免染の結果だけというのは，なかなかつらい．そういう場合もなくはないが，それでも，HE 像との総合的判断が基本ということになるだろう．

特染と免染の関係は？

😊：山向先生．心構えはわかりましたので，ぜひもっと具体的なところをお願いします．

😀：何？

😊：赤丸先生！

:マニュアル世代の先生方には，まどろっこしかったようだね．まあ，よかろう．その内，私がさっきいったことを思い出す日もあるかも知れない．

:山向先生，私には響いていますので．念のためお伝えしておきます．

:理子先生，ありがとう．では，気を取り直して特染，免染の実践的な使い方について見ていこう．

:ところで，特染って，組織化学染色のことでいいですか？

:そうだね．その意味で使う人も少なくないと思うが，おそらくそれは免染が誕生する前の特殊な染色には，組織化学染色しかなかったからではないかと思う．だけど今は，HE 染色以外の特殊な染色には，組織化学と免疫組織化学が含まれるという理解でもいいと思う．まあ，そんなに重要なことではないがね．

免染の使い方のイロハ

:免染に関しては，総合病院の病理診断部門なら 100 種類を超える抗体を備えているところは，そんなに珍しくないだろう．それら一つ一つの説明は，ここですべてカバーするのは当然不可能なので，今日は，いくつかの場面を想定して消化器病変で頻出する基本的なことについてのみ説明しよう．それでよいかな？

:ええ，全部説明されても，どうせ覚えられませんので．

:本当に赤丸先生は，いちいち何かカチンとくるね．

:すみません．事実なんで．

:まあいい．では，まず，消化管生検などの小さな検体で，分化のわからない腫瘍組織が見られたとしよう．さあ，どうする？

:消化管生検であれば，低分化腺癌，悪性リンパ腫の鑑別が問題になることが多いと思いますので，まず，上皮マーカーである AE1/AE3，リンパ球マーカーである CD45（LCA）をやってどちらかが陽性になれば，診断できますし，特にリンパ腫の場合には，さらに亜型分類のため，B 細胞と T 細胞のマーカーを含めいくつかのマーカーを追加します．

:なかなかいいね．ただ，もしこれらが染まらなかったらどうする？

:うーんと…．

:いやいや，オレのほうを見られても，オレにはまったくわかりませんから．

:染色が失敗したということを除いても，可能性としてはいくつかあると思う．まず，上皮でもリンパ球でもないのなら，間葉系，つまり肉腫の浸潤の可能性がある．その場合はビメンチンが陽性になるんだ．

:なるほど．

:もう一つは，肉腫様の癌，つまり脱分化して肉腫様になった癌ということで，退形成癌といったり，いわゆる癌肉腫といったりするものだ．手術切除検体で染色すれば，どこか一部にでも陽性を示すところがあるものだが，生検では陰性を示すかも知れない．もし，それを強く疑うようなら，他の汎上皮マーカー，CAM5.2，EMA などを追加するといいだろう．ただ，EMA は未分化大細胞型リンパ腫で陽性を示すことは有名であるし，形質細胞などにも陽性を示すことがあることに注意する必要がある．さあ，もう他にはないかな？　上皮マーカー，リンパ球マーカーも陰性を示す腫瘍は？

:えーと…??

:これは消化管に限ったことではないのだが，この場合，メラノーマの可能性を除外するために HMB45，MelanA などを追加すべきだろう．はじめのパネルに入れるかは，やはり組織像を見てからということになるが．たとえば，間葉系腫瘍を疑って行った S100 が陽性を示した場合は，一層，メラノーマの除外が必要になってくる．

:なるほど．そういえば，病理の指導医の先生が「メラノーマは忘れたころにやってくる」とおっしゃっていたことがありました．

:メラノーマって，メラニン顆粒があったりすることで鑑別できるんじゃないですか？

:「アメラノティックメラノーマ（amelanotic melanoma）」って聞いたことはない？

:はい，ありません．

:メラニン色素がほとんど見られないメラノーマのことで，結構，消化管などではありうるらしいの．

:へー，そうなんですか．

:もし，他に追加するとしたら，神経内分泌癌(neuroendocrine carcinoma：NEC）を想定した神経内分泌マーカーかな．消化管でも時に肺の小細胞癌のよう

な像を示す NEC があって，今回のシチュエーションだと，その辺縁部を見ているという可能性もあるのでね．

原発不明癌の診断はどうする？

:次は，以前も理子先生には話したが，原発不明癌の診断について，概要を説明しておこう．

:はい，以前，サイトケラチン CK7 と CK20 の染色パターンが原発巣の推定に役立つ場合がある（☞ 前書第 15 日目，p.119 参照）ということでした．

:そう，これは，たとえば大腸癌か肺癌かとなった場合，大腸癌なら CK7（−）/CK20（＋），肺癌なら CK7（＋）/CK20（−）と，比較的高率に明確な染め分けができるため有用であるというものだ．ただし，もちろん，すべての腫瘍がそうではないし，腫瘍により，陽性率がさまざまなので，あくまで一つの参考所見というところはある．で，結局は，組織像から原発の可能性を絞り，CK7/20 パターンをスクリーニング的に行ったら，想定される臓器のマーカーを用いることになる．実際の臨床では，この段階で，画像診断や内視鏡検査などのスクリーニングも同時に行ってもらうことになるのだが．

:臓器別の免染となると，確かに，かなり鑑別診断を絞ったうえで行わないと，非常に多くの染色を行わなければならなくなりますね．

:実際的にそういうことだ．主なものを一覧表（表 1）にしてみると，ざっとこんな感じだが，これらを全部染めればいいというわけではないのはいうまでもないことだし，いずれの染色も 100％ということはあり得ないとは，肝に命じておくべきだ．

:だから，染色をした後でも，HE 標本に帰って，総合的に判断しなければならない，という，最初の山向先生の言葉に繋がるわけですね（笑）．

:本当に理子先生はツボを押さえてくるので，気持ちよくレクチャーを終わることができるよ．ありがとう．赤丸先生も，3 週間，理子先生について，せいぜいがんばることだ．

:了解です！

:本当にわかっているのかわからないが…，今日はこれで終了する．

表1：原発不明癌で検討すべき免染（抗体）

主な腫瘍の種類	抗体
癌（上皮性）vs. 肉腫 vs. リンパ腫	cytokeratin（AE1/AE3, CAM5.2）, vimentin, LCA
上皮性	cytokeratin（CK7, CK20）, 各種癌腫（下記参照）
肉腫	desmin, alpha-smooth muscle actin（α-SMA）, myoglobin, S100, c-kit, CD34, etc
リンパ腫	T cell（CD3, CD5）, B cell（CD10, CD20, CD79a, BCL2）, 他
悪性黒色腫	S100, HMB45, Melan A
胚細胞腫	SALL4, PLAP, c-kit, D2-40, CD30, OCT4, AFP, hCG, 他
神経内分泌腫瘍	chromogranin A, synaptophysin, CD56
中皮腫	calretinin, D2-40, mesothelin, WT-1, CK5/6
癌腫（臓器別） 前立腺	PSA
肺	腺癌（TTF-1, NapsinA）, 扁平上皮癌（p40, p63, CK5/6）
大腸	CDX-2
乳腺	ER, GCDFP-15
肝細胞	AFP, Hep-par-1
腎臓	RCC, CD10, PAX-2, PAX-8
甲状腺	thyroglobulin, TTF-1
卵巣	CA125, ER, WT-1, PAX-8
尿路上皮	p63, Uroplakin-Ⅱ, Ⅲ
副腎	inhibin-alpha, Melan A, calretinin

第2日目　使える武器を整理しておこう！

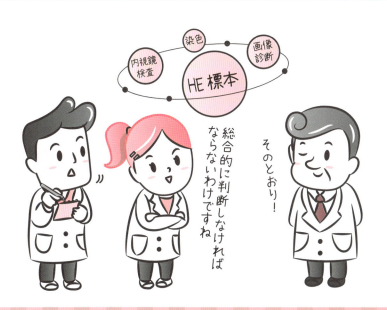

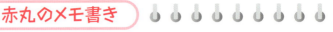

赤丸のメモ書き

- 特染を行うときの基本：
  - ①目的を明確に
  - ②解釈はHE像をベースにする
  - ③頼り過ぎない
- 分化不明の腫瘍を見たら：
  - ①上皮マーカー：AE1/AE3, CAM5.2, EMA
  - ②リンパ球マーカー：CD45(LCA)→T細胞(CD3,CD5)，B細胞(CD20, CD79a)，さらなる亜型分類のためのマーカー
  - ③間葉系マーカー：ビメンチン
  - ④黒色腫マーカー：HMB45, MelanA, S100
- 原発不明癌の原発臓器推定：
  - ①サイトケラチンCK7/CK20の染色パターン
  - ②絞り込んだうえで，各臓器に特異性の高いマーカーを用いる（臨床的スクリーニングも同時に行ってもらう）
  - ③染色後でも，HE標本に帰って，総合的に判断する

理子から一言

前回と今回の総論的な話で私も初心に帰りました．いよいよ次回からは各論です．赤丸先生と一緒に勉強し直します．

第2日目 理子のちょっと背伸びレクチャー

「細胞の形質」

　消化器病理でよく出てくる「細胞形質」と「形質発現」について調べてみました．形質とは，『世界大百科事典 第2版』（平凡社）によると，「生物の分類群の指標となる特徴」とされており，「かつては形態上の形質が主なものであったが，最近では染色体などの細胞学的形質や，代謝系や生体内物質などの生化学的形質も重視されている」とあります．

　消化器系の病理で用いられるのは，その臓器・組織の正常細胞の特徴との相似/類似性を表現する場合が多く，胃の固有上皮細胞に類似した特徴を有していれば「胃型形質」，腸上皮細胞に類似した特徴を有していれば「腸型形質」といわれます．そして，このような形質発現（特徴の現れ）（表）は，腫瘍組織の特徴を表現する場合に多く使われます．

表：形質発現マーカー

細胞	形質発現マーカー
腸型細胞	CDX-2，MUC2
胃型細胞	MUC5AC（腺窩上皮），MUC6（幽門腺型上皮）
神経内分泌細胞	chromogranin A，synaptophysin，INSM1
腺房細胞	trypsin，BCL10
上皮細胞	cytokeratin（CK），EMA
非上皮細胞	vimentin
神経細胞	S100，neurofilament
筋細胞	alpha-smooth muscle actin（α-SMA），desmin
メラノサイト	Melan A，HMB45

第2章　消化管の病変

第3日目
再生か？　腫瘍か？
～逆流性食道炎

Gastrointestinal Pathology

今日の症例　71歳，男性．臨床診断は逆流性食道炎だった．食道下部の潰瘍周囲に一部血管異常が見られる部位があり，扁平上皮癌を除外するために潰瘍部から4ヵ所生検された．

病理所見の提示

- この症例の生検標本は4件です．
- 検体 #1-3 は，<u>炎症性肉芽組織</u>が見られるだけで上皮成分は含まれていません．所々に<u>血管内皮細胞と線維芽細胞の核の腫大</u>が目立ちます．これらは潰瘍部の組織像として理解可能です．
- 検体 #4 も大部分が炎症性肉芽組織ですが，検体の端に少量の重層扁平上皮が見られます．この<u>上皮細胞は核形不整</u>を伴っているように見えます．
- 反応性の異型上皮であるか，腫瘍性か判断が難しいです．

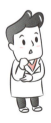
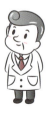

👩:山向先生，いかがですか，この症例．再生性の扁平上皮と腫瘍性扁平上皮の見分け方がとても難しくて…．あれっ？

👨:うっ….

👩:また胸焼けですか？

👨:逆流性食道炎（reflux esophagitis），って聞いたとたんに，またなんとなく疼いてきてね．昔は，酒をちょっと飲み過ぎたかなーと思うときくらいだったんだが，最近は…．食道の括約筋とかが歳のせいで緩くなってるのかな．

👩:最近は，若い人たちにも逆流性食道炎が増えているようで，先日の研究会でも話題になってましたよ．

👨:山向先生はうちの親父より見た目若いですし，流行にも乗ってる感じですね．

👨:えっ？　赤丸先生の父上って何歳なんだ？

👨:52歳ですけど．

👨:と，歳下か．大きなお世話だ！

「難しい」とわかることも大切

👨:理子先生，症例提示はそれだけかな．

👩:そうです．

👨:逆流性食道炎による上皮の変化は，診断が難しいものとして知る人ぞ知るところだから，理子先生が，それを「難しい」と言っても不思議ではないし，むしろそう正直にいってくれたことは病理医としてわるくない．

👨:病理診断科では，「難しい」っていって褒められるんですか？

👨:褒めているわけではないが，責めることではない．多分，赤丸先生が「難しい．わかりません」っていうのとは，理子先生は一山越えてきた分，少し違うんだ．

　だからといって，赤丸先生がわかったふりをしたり，「良性です」といったとしたら，すぐにここから出て行くように勧めるだろう．医師としてはアウトに近いからね．

👨:信用がまだないということはわかりましたが，はじまったばかりですので何とか最後までお願いします．

第3日目

再生か？　腫瘍か？

:まあ，これからの取り組み次第だな．

逆流性食道炎の現場で起こっていること

:では，もう一度，食道扁平上皮の病理組織像の読み方を復習し，逆流性食道炎のときに読み間違えないようにするにはどうしたらよいかを考えてみよう．

:はい，お願いします．

:まず，胃食道逆流症（gastroesophageal reflux disease：GERD）の現場では何が起こっているかな，赤丸先生？

:現場ですか？

:局所のことよ．

:ああ，はい．胃液が食道のほうに逆流して，食道に炎症が起こっていると思います．だから，ヒリヒリするのではないでしょうか．

:「逆流性」と「食道炎」をバラしただけだが，まあいいだろう．重要なのは逆流が頻回に起こり，ある程度の強度を持った重層扁平上皮も，胃酸に曝されて少しずつ侵食されていくということが重要だ．そして，上皮が脱落していくと，その下の間質組織が剥き出しになり炎症が生じる．これをびらんという．しかし，人の体では，修復/再生する反応が発動され，欠損した組織を補塡しようと，肉芽組織が新生され，上皮も再生してくる．このときに新生してきた上皮を再生上皮というのだが，常に脱落と新生が繰り返されているので，とにかく完全な形態ではなく，いってみれば"あり合わせ"の突貫工事的な形で出てくることになる．そして，病理医はその上皮の形態評価に苦しむというわけだ．かなり，異型的な形態を示すからね．

:胃潰瘍周辺でも再生上皮は見られると思いますし，時に難しいと思いますが，特に逆流性食道炎では悪性に間違われやすいから注意，といわれるのは，なぜでしょうか？

:それは，想像するには，慢性的で持続的な刺激による変化の捉え方と扁平上皮の形態評価そのものの難しさからだろう．

:たしかに扁平上皮のほうが，腺上皮より評価が難しいと思うことが多いような気はします．逆流性食道炎のように，反復的に胃酸のような強い刺激を受け続けるというのも，あまり他の病態ではないのかも知れませんね．

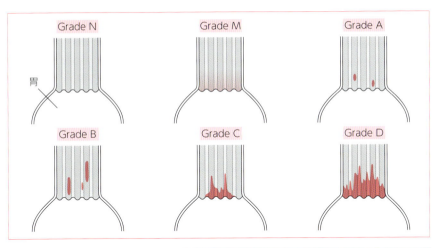

Grade N	内視鏡的に変化を認めないもの
Grade M	色調が変化しているもの
Grade A	直径が5mmを超えない粘膜障害で粘膜ひだに限局されるもの
Grade B	少なくとも1ヵ所の粘膜障害が5mm以上あり，それぞれ別の粘膜ひだ上に存在する粘膜障害が互いに連続していないもの
Grade C	少なくとも1ヵ所の粘膜障害が2条以上のひだに連続して広がっているが，全周性でないもの
Grade D	全周性の粘膜障害

図1：ロサンゼルス分類

😊：そう．だから局所や周辺の炎症所見には注意した方がいいんだ．特に上皮内にしばしば好中球，好酸球の浸潤が見られる．ただ，もちろん炎症を伴って見られた異型上皮がすべて再生上皮とは限らないし，癌によっては自ら炎症細胞を引き寄せていることもあるので，そう単純にいかないこともわかるだろう．

あと，GERD 自体にも当然だがさまざまな程度があるので，その内視鏡的分類として有名なロサンゼルス分類を図1で紹介しておこう．

GERD で見られる非腫瘍性変化とは？

😊：そろそろ読み方のポイントをお願いします．

😊：まあ，そう慌てるな．読み方の前に，食道の異型上皮の概念などについてもある程度は知っておく必要があるが，その話は以前，理子先生には話したので，

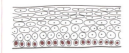
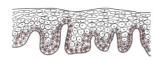
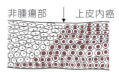

a. 基底層細胞の核の腫大

b. 上皮突起の不整な延長

c. 異型細胞の全層性の増生 非腫瘍部との境界が比較的明瞭

図2：重層扁平上皮の変化

自分で整理しておいてほしい（☞前書第7日目，p.53参照）．WHO分類も改訂されるたびに内容が変更されたりするのでね．

　さて，では，赤丸先生のご要望にお応えして，扁平上皮病変の病理組織像の見方のポイントを教えることにしよう．それはね，やはり細胞異型性がもっとも重要ということだ．

🧑：それって当たり前のように聞こえますが…．

👨：そう．だから当たり前のことが重要だといっているんだ．食道炎に見られる再生上皮では，基底部の細胞の過形成が目立ち，基底細胞〜傍基底細胞にかけて肥厚，核も種々の程度に腫大する（図2a）．だから診断が難しいのだが，こういう再生性変化は，正常上皮とはなだらかに移行するのが普通だ．もちろん，鉗子生検ではそのような移行像を捉えることは難しいことが多いわけだが．また，上皮突起が不整に伸長している場合，ぎょっとしてオーバーダイアグノーシスになる場合があるが，こういう上皮突起（脚釘）の伸長，反対にいえば粘膜固有層乳頭の延長は，むしろGERDでしばしば見られる変化である（図2b）．正常では，固有層乳頭の位置は，上皮基底側1/3〜1/2層程度．それがGERDでは2/3層以上に上昇し，複雑な形状を示すことが多い．

上皮内癌の診断ポイント

👨：では，反対に悪性，つまり上皮内癌を考える所見を挙げると，まず異型細胞が上皮の全層近くにわたって増生（極性消失）し，側方や表層で正常上皮との境界がはっきりしていること（フロント形成）が多い（図2c）．ただ，これも生検検体では，その検体の切れ方（薄切面）によっては評価が難しくなる．再生上皮でも基底部の細胞が増生し核の腫大も見られるといったが，それでも基底層にお

ける核異型が高度な場合は，上皮内癌の可能性や扁平上皮癌の基底層に沿った伸展を考える必要がある．つまり，このように，周辺の変化やそれらとの関係性も見るわけだが，そのうえで細胞所見，特に核所見の評価は最終的にかなり重要であることは確かだろう．また，先ほど，炎症細胞浸潤の話をしたが，炎症が存在する範囲を越えて異型細胞の増生があるときは注意する必要があるのだが，その理由はもうわかるだろう．

:はい．炎症が先なのかどうか，ということですね．

:そのとおりだ．

免染は良悪性診断に役立つか？

:理子先生．今回の症例ですが，Ki-67 とか p53 とかは，やっていないのですか？　これらの免染が診断に役立つって書いてある論文がありました．

:今回はやってないけど，やっておいた方がよかったかも知れないね．山向先生，その辺，どうなのでしょうか？

:診断に迷った場合は，Ki-67 や p53 をやってみるといい．評価の仕方には少し気を配る必要があるけどね．

:といいますと？

:Ki-67 は，基底層だけでなく陽性を示す細胞が厚く，つまり表層の方まで見られるときに意味がある．さまざまなところで細胞が増殖をはじめていることを示しているからだ．p53 がまばらに薄い染まりを見せることは非腫瘍性病変でもしばしばある．だから，p53 の診断的な意味があるのは，連続的に強陽性を見るときだと考えた方がいいだろう．また，Ki-67 陽性部を越えて p53 陽性細胞が見られる場合も腫瘍性病変が示唆される．

:よくわかりました．今回の症例でも行ってみます．ありがとうございました．

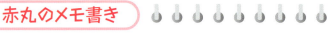

赤丸のメモ書き

- GERD の生検診断には注意
- 上皮内癌を示唆する所見：
  ① 異型細胞が全層性に近く増生している（**極性消失**）
  ② 正常上皮との間に比較的明瞭な境界がある（**フロント形成**）
  ③ 基底層でも核異型が高度な場合
  ④ Ki-67 陽性細胞の増生・上昇が見られる
  ⑤ p53 強陽性細胞がびまん性に見られる

理子から一言

言葉でわかったことと，実際の標本上でわかることはまた少し違います．病理診断学も臨床医学です．理論だけでなく実践の必要性もひしひしと感じる今日このごろです．一緒にがんばりましょう！

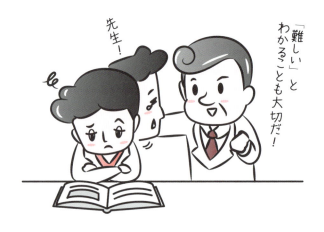

第3日目 理子のちょっと背伸びレクチャー

「臨床病理連関：消化管内視鏡所見と病理像」

　今回は，消化器内科で学んだ食道内視鏡所見と病理像との関係がテーマです．内視鏡像を見ながら病理組織像を想像するのは，病理診断科で研修しはじめてからのちょっとした楽しみです．基本的には，その内視鏡像の成り立ちを考えられるようになると，少しずつ組織像との対応（表）がつくようになりますが，それでも1対1対応でないところが，ヒトの病変形成の奥深いところでもあると思います．

表：消化管内視鏡所見と病理所見の対応

消化管内視鏡所見	概要	病理所見
ヨード不染色帯	ヨード液で染色されず黄白色を示す食道扁平上皮	上皮内癌，扁平上皮内腫瘍，過角化上皮，炎症性変化，上皮欠損（びらん，潰瘍），異所性胃粘膜，他
上皮乳頭内（毛細）血管ループ（IPCL）	扁平上皮は，粘膜固有層間質が乳頭状に突出しており，その乳頭内を走るループ状血管のこと	IPCL血管径と上皮基底層からの距離が，上皮の異型度に関連しているとの報告あり
縦走溝	食道の粘膜の縦走する幅の狭い亀裂様の溝	好酸球の浸潤が目立つ（好酸球性食道炎）
柵状血管	下部食道に縦走する血管群．この下端は食道胃接合部の指標となる	胃粘膜内の血管より有意に血管径が太く，組織学的な食道胃接合部の指標にもなる
インゼル	0-IIc型の未分化型胃癌の陥凹部に島状に見られる粘膜	再生粘膜で癌の浸潤がないことが多い
縦走潰瘍	腸管長軸方向に走行する数cm長の潰瘍	クローン病，虚血性腸炎の他，時にcollagenous colitis，潰瘍性大腸炎などでも
輪状潰瘍	腸管短軸方向に走行する潰瘍	腸結核，NSAIDs起因性腸炎，サイトメガロウイルス腸炎，他
volcano-like appearance	境界明瞭で辺縁隆起がやや目立つ浅い潰瘍	ヘルペス食道炎に特徴的な所見
偽膜	白色・黄白色調の扁平，半球状隆起	無数の好中球，粘液，フィブリン，変性壊死物を混じた物質．付着する表層粘膜は壊死に陥っている

第4日目
食道の隆起性病変はこう考える！
～癌肉腫

Gastrointestinal Pathology

今日の症例

63歳，男性．最近，食事が胸につかえると感じることがあり受診．上部消化管内視鏡にて胸部中部食道に腫瘤性の病変が指摘され，生検が施行された．その後，腫瘍からの出血が止まらず貧血が持続したため，食道亜全摘術が施行された．

病理所見の提示

生検標本

・検体は1個でした．紡錘状の異型細胞の増生があり肉腫などが疑われる所見です．

切除標本

・食道内腔に隆起する10×5cm大の腫瘍です．

・表面は出血調で黒ずんでおり，周辺の食道粘膜はびらん状を示しています．

・腫瘍は充実性で比較的軟らかかった，との切り出し担当者の記載があります．

・組織学的には，腫瘍は生検で採取された肉腫様腫瘍の成分とその辺縁に見られる高分化から中分化の扁平上皮癌成分からなっています．

・肉腫様成分は，紡錘形の他，奇怪な核をもつ細胞も混在した多形性の目立つ腫瘍です．核分裂像は多数見られ，増殖能が高いことが示唆されます．

・以上より，食道癌肉腫と診断しました．

:前回は胸焼けだったが，今回は胸のつっかえか．

:かなり大きな腫瘍ですし，表面からも出血していた可能性がありますね．もしかすると貧血とかもあったかも知れません．本人は気づいていたかも知れないけど，なかなか病院に行くのが億劫で，だけど食物のつっかえ感が出てきてようやく病院にきた，ってところでしょうかね．

:お，今日は，何だか積極的だな，赤丸先生．ただ，ちょっと医療ドラマの見過ぎみたいなコメントだが．まあ，いいだろう．まずは患者や症状などに興味をもつことも重要だからね．

:その患者さんの話，この前，赤丸先生の同期で，今消化器内科ローテート中のT先生と話していたんじゃないの？

:あれ，理子先生，聞いてました？

:そういうことか．まあ，いいだろう．この患者さんの概要を知っているなら，病理所見も理解しやすくなるだろう．

食道隆起性病変の鑑別をいくつ挙げられる？

:症例は，癌肉腫（carcinosarcoma）のようだが，今日は食物の「つっかえ」に関連して，食道の隆起性病変の鑑別から考えていくことにしよう．では，まず赤丸先生から，どういう病変を知っているかいってみて．

:はい．食道癌，癌肉腫，食道乳頭腫，…うーんと…．

:理子先生，まだ他にあるかな？

:うーん．これら以外あまり思いつきません．

:そうか．では，鑑別疾患をたくさん挙げられるように，消化管の隆起性病変の鑑別に共通する考え方を整理しておこう．難しいことじゃない．

:腫瘍か非腫瘍か，とかですか？

:まあ，それでもいいが，内視鏡所見からの鑑別の場合はどうだろう．腫瘍か非腫瘍か，どう見分けられる？

:表面が不整だと腫瘍，ですか？

:本当に？　隆起した病変が食道や腸管内腔にあると，少なからず食物の通り道を邪魔するので，びらんが生じることはしばしばある．そうすると，それで

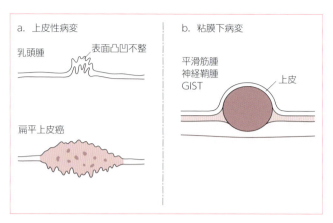

図1：食道隆起性病変の局在と種類

腫瘍か非腫瘍かがわかるわけではないはずだ．

👦：たしかにそうですね．

👨：となると，内視鏡所見，つまり表面からわかる隆起性病変の性状は，その形状，無茎性か有茎性かということ，そして，表面に健常の粘膜上皮をかぶっているか否か，つまり粘膜下病変か，粘膜上皮性病変か，ということになる．

👦：なるほどですね．

👩：そうすれば，上皮性病変としては，乳頭腫（papilloma），過形成，癌，粘膜下病変としては，胃腸管間質腫瘍（gastrointestinal stromal tumor：GIST），平滑筋腫（leiomyoma），神経鞘腫（schwannoma）などが思い浮かびます（図1）．

食道"癌肉腫"の本態を考える

👨：では，今日の症例である「癌肉腫」はどっち？ もしくはどう考えればいい？

👩：癌肉腫というくらいですから，両方にまたがっているということですね．

👨：癌と肉腫だから，上皮と上皮下にまたがっているって意味かな？ では，この腫瘍の隆起の本態，まあ主体といってもよいが，それはなんだろう？

👦：それは，癌成分か肉腫成分かということになりますので，症例ごとにどちら

が優勢かは異なると思います.

:赤丸先生のいうとおりだと思うが,このように狭窄症状を起こすくらい隆起する癌肉腫は,ほとんどが肉腫様成分が主体となる.

:山向先生は,今,「肉腫様成分」といわれましたが,肉腫とは違うのですか?

:赤丸先生は,もしかすると病理医適性が高いかも知れんぞ.とてもいい質問だ.私がわざわざ「肉腫様」といったのは,真の肉腫とは少し区別していったのだが,そこに気づくとは大したものだ.

:sarcomatoid ということですね.肉腫のような形態をしているけど実際は肉腫ではないという.ということは,一体何なのでしょう?

:まあまあ,そう慌てない.私の方から聞くが,sarcomatoid とはどういう像のことをいっているのかな?

:はい,それは,既存の肉腫,たとえば線維肉腫とか,平滑筋肉腫とかと類似した像ということだと思います.

:細胞形態からいうと,紡錘状細胞の増生からなったり,多形性が強かったりということになるが,要は,細胞同士の境界がわからない,細胞接着性が見られないという非上皮的な性格を示している.時には,rabdoid といわれる横紋筋芽細胞のような細胞成分が混じる場合もあるんだ.

:山向先生! 今おっしゃったことで,大体わかりました.「肉腫様」に見える細胞は,実は癌細胞ということですね.それが,形を変えて肉腫様になり….そして肉腫様成分の方が増殖のスピードが早いため,それらの成分が隆起の主体となるということではないでしょうか?

:そうそう.だから免染では,ビメンチンという間葉系マーカーとともに,サイトケラチンなどの上皮マーカーが,どこかに一部にでも陽性を示していることが多い.

:すごい! やはり理子先生は,噂どおりですね.

:え,私,噂になってるんですか? 病理診断科なんかに出入りしている変わり者,とかいわれたこともたしかにありますけど(笑).

:ああ,確かにそういうのもありました(笑).

27

食道のいわゆる"癌肉腫"の臨床病理像は？

:では，食道の癌肉腫についてまとめておこう．食道癌肉腫はVirchowが1865年に最初に肉腫様の食道癌を記載しているが，これは食道癌の0.1〜2%とされている．一般的に60〜70歳の男性の中部食道に好発する．肉眼的には75%はポリープ状で15%は潰瘍型，肉腫様成分が優位を占める部位はポリープ状で，上皮成分が優位な際は潰瘍型になる傾向があるようだ．

癌肉腫の発生に関して，理子先生が先ほどいってくれたものが多いと思うが，真の癌肉腫，つまり癌と肉腫が衝突するようにできているものもあるので，今回のようなものは「いわゆる癌肉腫（so-called "carcinosarcoma"）」とよぶ場合もある．腫瘍の共通の幹細胞が上皮性腫瘍と間質系細胞への分化を示した像ではないかとも考えられている．

:では，遺伝子異常とかも両成分で共通のものがあるのでしょうか？

:食道癌肉腫に関連した特異的な遺伝子変化は指摘されていないと思うが，基底細胞様扁平上皮癌，扁平上皮癌，肉腫様成分でTP53の同一の点変異を認め，上皮成分と肉腫様成分がモノクローナルだとする報告がある一方で，肉腫と上皮成分で異なるクローンを認める報告などがあって結論は出ていない．まあ，これは，「癌肉腫」のでき方が1種類ではないということを示しているだろう．

食道隆起性病変の生検診断

:今回の例では，生検で紡錘状細胞が採取されていて，最初は肉腫が疑われたようだね．

:はい．

:少し結果論的な質問ともいえるが，生検診断において大事なことは何だろう？　何か思いつかないかな？　消化器内科のローテイトも終わった赤丸先生，どうだ？

:いやー，まったく思いつきません．あんまり深い生検をすると出血しちゃいますよ，って感じでしょうか．

:私が消化器内科で研修中にも，癌肉腫の患者さんがいらっしゃいました．その患者さんの内視鏡検査のとき，指導医に「隆起部ばかりに気をとられるな」といわれました．今回の患者さんと同じように大きな隆起を作っていたのを覚え

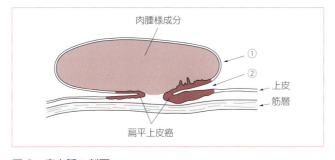

図2：癌肉腫の割面
生検の部位（①，②）により組織像が異なる可能性がある

ています．今日，その言葉の意味がはっきりわかりました．

👨：指導医とは，理子先生が尊敬するI先生のことだね．さすがだな，彼は．

👩：はい．そう思います．

👨：生検診断の場合，今回の例のように表面は上皮が脱落していることも少なくない．そうなると，生検検体のほとんどは肉腫様成分が占めることになって肉腫または「spindle cell sarcoma」などと診断される可能性も出てくる．また，非腫瘍性の間質系成分が反応性に増殖して偽肉腫（pseudosarcoma）（Lane，1957年）を作ることもあり，なかなか診断に達しないことがある．しかし，食道癌から生じた癌肉腫は隆起部の周辺にも上皮内癌成分が進展していることが少なくないので，内視鏡観察の場合も，そこに注意して，そこからも生検することで，病変の全体像が理解でき診断もつきやすくなるということだ（図2）．

👩：なるほど，そういうことですか．I先生って怖い先生でしたが，病理医も一目置く先生だったのですね．

👨：このほか，癌肉腫は扁平上皮癌の放射線治療後に肉腫様の変化を伴ってできることがしばしば経験されることも覚えておくとよいだろう．ということで，今回は，こんなところで終了だ．

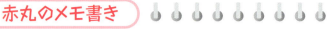

赤丸のメモ書き

・食道の隆起性病変：

①上皮性：食道扁平上皮癌，乳頭腫，上皮過形成，いわゆる癌肉腫

②非上皮性：平滑筋腫，神経鞘腫，GIST

・食道の癌肉腫：

①扁平上皮癌とその脱分化により生じる未分化癌

②食道癌の0.1〜2％

③60〜70歳代，男性，中部食道に好発

④ポリープ状を示すことが多い（75％）

⑤食道癌の放射線治療後に生じることがある

⑥内視鏡で疑ったら，隆起の周辺にも注意！

理子から一言

病変の本質を考えていくことで，生検検体のようにたとえその一部しか観察できない場合でも，全体像をイメージしたり，病変にアプローチするために次に何をすればよいかがわかるようになるような気がしました．

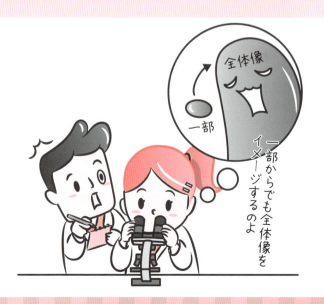

第4日目 理子のちょっと背伸びレクチャー

「粘膜下腫瘍/腫瘤の組織起源」

　消化管の粘膜下腫瘍/腫瘤（submucosal tumor：SMT）は，二次的変化を除くと表面の粘膜は保たれており，診断の難しい場合があります．その際，部位，病変の色調や硬さも参考になりますが，そもそも SMT を形成する病変にはどのようなものがあるか，またその組織起源について整理してみました（表）．

表：粘膜下腫瘍/腫瘤の形態を示しうる病変

	消化管における好発部位	組織起源/分化
消化管神経内分泌腫瘍（カルチノイド）	直腸＞胃＞十二指腸＞小腸	消化管内分泌細胞（セロトニン産生細胞である enterochromaffin 細胞）
胃腸管間質腫瘍（GIST）	胃（70％）＞小腸（20％），大腸，食道	カハールの介在細胞（interstitial cells of Cajal：ICC）の可能性
顆粒細胞腫	食道＞胃＞大腸	シュワン細胞
平滑筋腫・平滑筋肉腫	胃，食道	平滑筋（粘膜筋板，固有筋層），血管平滑筋
神経鞘腫	胃，食道	シュワン細胞
脂肪腫・脂肪肉腫	大腸＞十二指腸・小腸，胃，食道	脂肪細胞
血管腫・血管肉腫	小腸，大腸	血管内皮細胞
リンパ管腫	大腸，小腸	リンパ管内皮細胞
転移性腫瘍	なし	それぞれの原発腫瘍
迷入膵	胃幽門前庭，十二指腸	膵

第5日目
いろいろある胃炎のバリエーション
～慢性胃炎

Gastrointestinal Pathology

今日の症例

58歳，女性．肝機能異常で通院中に施行された上部消化管内視鏡検査で逆萎縮所見を認めたため，胃生検が行われた．

病理所見の提示

- 検体は，胃粘膜生検標本3個で，幽門前庭部から2個，体部から1個採取されています．
- 前庭部標本には粘膜筋板が見られ，また幽門腺組織が確認されます．腺窩上皮は再生性で，化生も軽度に見られます．軽度の炎症細胞浸潤も伴います．
- 胃体部標本には，粘膜筋板は認められますが，固有胃腺は見られません．腺窩上皮は，再生性で腸上皮化生が見られます．間質には，炎症細胞の浸潤があり，またECM（endocrine/enterochromaffin cell micronest）と見なされる小さな上皮胞巣が散見され，免染で，chromogranin A，synaptophysinが陽性を示しました．
- 以上より，A型胃炎に矛盾しないと考えました．
- ちなみに，その後，臨床担当医に問い合わせてみると，血液検査で高ガストリン血症と抗壁細胞抗体が認められたとのことでした．

:今日はＡ型ですか？

:えっ，A型胃炎だと思うけど，何か気になることがあるの？

:いやあ，何だか，Ⅰ型，Ⅱ型とか，Ａ型，Ｂ型とか，１型，２型とか，その分野に詳しい人たちにとっては便利だしわかりやすいんでしょうが，門外漢には，かえってごっちゃになって覚えられませんし，なじめません．

:その点は，赤丸先生のいうことにも一利ある．

:山向先生もそう思われるんですか？

:ああ，暫定的な名称なら仕方のないところもあるが，定着した後も，一向に病名らしい病名にならないというのは，何とも趣がないじゃないか．ぜひ，一言で，その病態をズバリと表すようなセンスのある名称をつけてほしいものだ．説明っぽい名称もいやだけどね．

:それならまだ記号の方がよいのかもしれませんね．

:ところで，Ａ型胃炎があるということは，肝炎みたいにＢ型もＣ型もあるんですか？　あまり聞かないように思いますけど．

:ああ，Ａ，Ｂ，Ｃ型があるんだが，その辺も含めて，胃炎について見ていくことにしよう．

Ａ型胃炎とＢ型胃炎の特徴は？

:では，まず，Ａ型とＢ型について，理子先生，概要を説明してくれるかな？

:はい．調べてみたところ，まず，これらは慢性胃炎の分類だということと，Ａ型，Ｂ型に分類したのは，Strickland 先生と Mackay 先生で，1973 年のことです．A型胃炎は，胃体部を中心とした胃底腺領域に萎縮性変化が見られ，抗壁細胞抗体陽性，抗内因子抗体陽性を認めることもあります．血中ガストリン値は高値を示し，悪性貧血の合併を見ることが多いようです．一方，B型胃炎は，幽門前庭部を中心に萎縮性変化が見られ，Ａ型胃炎とは対照的に抗壁細胞抗体陰性，抗内因子抗体陰性，血中ガストリン値は正常以下の例が多いという特徴の違いがあります（図1）．

:大変わかりやすい説明だったね．Ｃ型については，あとで話そうと思っている改訂シドニー分類で出てくる．

第5日目

いろいろある胃炎のバリエーション

33

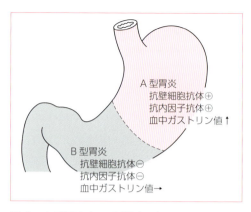

図1：A型胃炎とB型胃炎の概要

🧑：B型胃炎で，幽門前庭部を中心に萎縮性変化が見られるということは，*H. pylori*関連胃炎に類似していますね．

👩：赤丸先生，そのとおりよ．B型胃炎は現在よく知られている*H. pylori*感染による慢性胃炎，多発巣状萎縮性胃炎に相当します．

🧑：A型胃炎は，別名，自己免疫性胃炎ともいわれるもので，なんらかの自己免疫機序により，胃底腺領域の壁細胞が破壊され，胃酸や内因子の分泌が低下し，それとともに抗内因子抗体によりビタミンB_{12}の吸収が阻害されたり，また胃酸分泌の低下により，幽門前庭部に存在するG細胞からガストリン分泌が増加して鉄吸収が阻害されたりする．これらの過程で高ガストリン血症になり，腸クロム親和性細胞様（enterochromaffin-like：ECL）細胞が刺激され，その増生から神経内分泌腫瘍（NET）を発症することもある．さらに，胃粘膜の高度萎縮と腸上皮化生も生じ，その一部から胃癌の発症もありうる．

👩：何だか難しくなってきましたね．胃の生理学を復習しないとついていけなくなりました．ただ，*H. pylori*関連胃炎とA型胃炎では萎縮の部位やガストリン値などが真逆なのがおもしろいっすね．

🧑：A型胃炎の診断など，臨床面で何か付け加えることはないかな？

👩：A型胃炎の診断は，胃体部のみに萎縮性胃炎が見られたら，血中ガストリン値高値，抗壁細胞抗体陽性，抗内因子抗体陽性などの所見，鉄欠乏性貧血や悪性貧血の合併などを参考に行われます．鉄欠乏性貧血や悪性貧血をきたす場合はそ

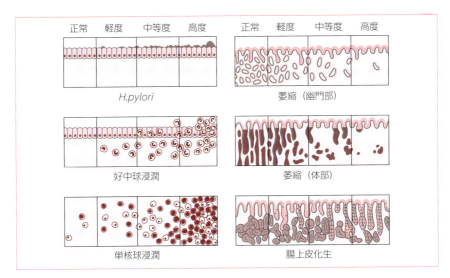

図2：胃炎の Updated Sydney System（USS）の模式図

の治療が行われますし，山向先生がおっしゃったように，胃に NET や癌が発生することがありますので，内視鏡検査によるフォローが必要になるようです．

C 型胃炎が登場するシドニー分類

:胃炎を考えるにあたって，病理医が知っておくべき分類にシドニー分類というのがある．次は，これを見てみよう．これは，シドニーで1990年に開かれた世界消化器病学会に関連して発表されたもので，胃炎を成因，局在，形態の3項目で分類するというものだが，1994年には Updated Sydney System（USS）が発表されたので，そちらを基に説明しよう．

:名前は聞いたことがありますし，その図もどこかで見たことがあるような気がしますが，実際の標本では，それを考えながら見ていなかったです．

:今回，さらにわかりやすい図（図2）にしたので，頭に入りやすいと思う．USS 自体は，まず大きく分けて胃生検による組織診断と内視鏡所見で分類し，組織学的には，図2のように H. pylori，好中球浸潤，単核球浸潤，萎縮，腸上皮化生などの項目で正常～高度まで4段階に分けられている．内視鏡では，所見を記載し，カテゴリーに従い分類するようになっているんだ．

また，USS は，慢性胃炎を非萎縮性胃炎と萎縮性胃炎に分け，萎縮性胃炎に

は，成因により，自己免疫性胃炎（A 型胃炎），*H. pylori* の関与が大きい多発巣状萎縮性胃炎（B 型胃炎），NSAIDs や逆流胆汁が原因の化学性胃炎（C 型胃炎）に分けている．

😊：ここで C 型の登場ですね．あと，以前から聞いてみたかったことは，「萎縮性」ということは粘膜が薄くなるということだと思いますが，何か萎縮にも特徴があるのでしょうか？

👩：それ，私も以前，山向先生に聞いたわ．胃粘膜の萎縮というと，ちょっと漠然としているけど，実際は，炎症反応の持続で，胃の固有腺である胃底腺と幽門腺が萎縮するの．そしてリンパ球や形質細胞などの浸潤が強くなった病態を萎縮性胃炎とよぶみたい．

😀：へー．固有胃腺が萎縮することなんですか．

😊：そして，*H. pylori* 感染は，幽門腺領域に初発し，口側の胃底腺領域に広がっていくのは，先ほど A 型胃炎との関連で話したとおりだ．

内視鏡的に *H. pylori* 感染を診断する胃炎の京都分類

😀：胃炎の京都分類って，どういうものですか？　学会場の本屋さんにも山積みになっていたようで，消化器内科の先輩たちも買われていたようですが，自分はちゃんと手にとらなかったので．

😊：胃炎の京都分類とは，*H. pylori* 感染診断と胃癌のリスク評価を中心に，内視鏡的な胃炎の所見を明確化したものだ．最近の内視鏡診断の進歩により，組織所見に頼らずとも，ある程度，*H. pylori* 除菌などにも対応できるようになってきたということも表している．

😀：確かに，消化器内科のカンファレンスで，萎縮以外にもいろいろな所見をいわれていたようでした．

😊：京都分類によると，*H. pylori* 感染のある胃粘膜に認められる所見として，胃全体では，びまん性発赤，腺窩上皮過形成ポリープ，黄色腫，腸上皮化生，粘膜腫脹，胃体部～穹窿部に見られる所見として，皺襞腫大，蛇行，白濁粘液，点状発赤，前庭部に見られる所見として鳥肌状胃粘膜などが挙げられている（表 1）．

😀：鳥肌状って，どういうことですか？

😊：組織学的には，リンパ濾胞が多発増生しているため，粘膜がぶつぶつに少し

36

表1:胃炎の京都分類より

局在	内視鏡所見名	局在	内視鏡所見名
全体	萎縮 びまん性発赤 腺窩上皮過形成性ポリープ 地図状発赤 黄色腫 ヘマチン 稜線上発赤 腸上皮化生 粘膜腫脹 斑状発赤 陥凹型びらん	体部	皺壁腫大,蛇行 白濁粘液
		体部〜穹窿部	胃底腺ポリープ 点状発赤 多発性白色扁平隆起
		下部小彎〜角小彎	体部に集合細静脈が規則的配列する像（RAC）
		前庭部	鳥肌 隆起型びらん
			—

隆起するのだと考えられる．除菌によって消失するようなので，H. pylori との関連が考えられるわけだ．

:なるほど〜．

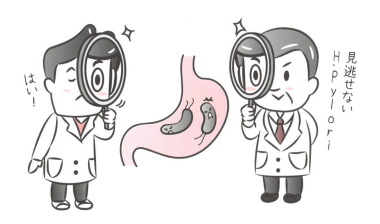

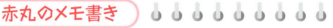

赤丸のメモ書き

- A型胃炎（自己免疫性胃炎）：
  胃体部を中心とした胃底腺の萎縮．抗壁細胞抗体（＋），抗内因子抗体（＋）．血中ガストリン値（↑），悪性貧血の合併も多い．ECL細胞の出現．神経内分泌腫瘍，胃癌の合併もあり
- B型胃炎（多発巣状萎縮性胃炎）：
  幽門前庭部を中心に幽門腺の萎縮．抗壁細胞抗体（－），抗内因子抗体（－），血中ガストリン値（→） H. pylori の関与があり
- C型胃炎（化学性胃炎）：
  NSAIDs や逆流胆汁が原因の化学性胃炎
- Updated Sydney System（USS）：
  胃炎を成因，局在，形態の3項目で分類する．組織学的には，好中球浸潤，単核球浸潤，萎縮，腸上皮化生，H. pylori などの項目で正常～高度まで4段階に分類
- 胃炎の京都分類：
  内視鏡的な H. pylori 感染診断と胃癌のリスク評価のための分類

理子から一言

胃炎はありふれた疾患のようで，結構あいまいな病態のようですが，H. pylori による病変は，内視鏡的にも，組織学的にも見逃さないようにしなくてはならないと思いました．また，それと逆萎縮パターンを取る胃炎があることも興味深かったです．

第5日目 理子のちょっと背伸びレクチャー

「消化器病理に関した分類」

病理診断に際しては，癌取扱い規約分類，WHO分類はじめ，さまざまな分類を参照し，時にはそれに準じて評価することが求められています．ここでは，比較的よく普及した分類のうち，本レクチャーで扱わなかったものを簡単に表にまとめてみました．詳細については，それぞれ成書や論文などで確認してください．

表：消化器病理に関する分類

分類名	対象病変	概要
Vienna 分類	消化管異型上皮，癌	日欧米間での診断を統一するために作られた．欧米のhigh grade dysplasiaは浸潤の可能性を示す病変で，日本の非浸潤性粘膜内癌と同じもので，臨床的に内視鏡切除を含めた治療を必要とする病変であることが合意された
Kuromaru の分類	結核	肺結核患者400例の病理解剖標本を検討し，肉眼像を用いて腸結核の活動性潰瘍をⅠ型～Ⅷ型に分類し図で示したもの
Miettinen 分類	GIST	GISTの予後予測因子として腫瘍径および核分裂像数に加えて発生部位を考慮に入れたリスク分類
Borrmann 分類	胃癌	胃癌の肉眼形態分類：1型（腫瘤型），2型（潰瘍限局型），3型（潰瘍浸潤型），4型（びまん浸潤型）．「胃癌取扱い規約」では，これを改変し0型（表在型），5型（分類不能型）を加えている
Yamada の分類	胃ポリープ	胃隆起性病変の肉眼形態分類：Ⅰ型～Ⅳ型に分類
Eggel の分類	肝細胞癌	肝細胞癌の肉眼形態分類：1）塊状型，2）結節型 a）単結節型，b）単結節周囲増殖型，c）多結節癒合型，d）境界不明瞭型に亜分類），3）びまん型
Edmondson-Steiner 分類	肝細胞癌	肝細胞癌を組織細胞の分化度によりⅠ型～Ⅳ型に分類
Scheuer の病期分類	原発性胆汁性胆管炎（PBC）	PBCの組織学的病期分類：1期（慢性非化膿性破壊性胆管炎：CNSDC），2期（非定型的細胆管増生），3期（線維化，瘢痕），4期（肝硬変期）
Nakanuma の分類	PBC	PBCの組織学的病期・活動度分類．線維化，胆管消失の程度，またはそれに加えオルセイン染色の評価を加えて病期診断を行う
Ludwig 分類	PBC	慢性肝炎の概念を取り入れた組織学的病期分類：1期（門脈域の炎症），2期（インターフェイス肝炎），3期（線維性隔壁形成，架橋性壊死），4期（肝硬変期）

第6日目
胃生検で"違和感"を覚えるコツ
～低異型度癌

Gastrointestinal Pathology

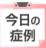
今日の症例
70歳，男性．前医で複数回の内視鏡検査と生検がなされ，胃体部癌の疑いで当院に紹介された．当院でも4回の内視鏡検査および生検がなされ，最終的に胃癌が強く疑われたため，胃全摘術が行われた．

病理所見の提示

生検標本
- 胃生検体が6個提出されていますが，採取部は同じ病変からのようです．
- いずれもびらん状の粘膜で，上皮には再生性変化と思われる核の腫大などを伴っています．間質にはリンパ球，形質細胞主体の炎症細胞浸潤が見られます．
- ただ，6個のうち4個において，再生性上皮を背景に，核の大小不同，濃染核など異型が目立つ上皮が見られます．肥厚した粘膜筋板内にわずかに異型上皮，腺管が認められます．一部で腺管が癒合しているように見えるところもあります．当院では5回目の生検となりますが，前回の標本と同様の組織像ともいえます．
- 免染ではKi-67陽性細胞が一部で粘膜表層まで見られるところがありますが，p53は陰性です．
- 上皮の異型や腺管の不整などを総合すると非常に分化のよい腺癌を疑いますが，炎症細胞浸潤が目立ち，再生上皮との境界が不明瞭なところも多く確診にいたりません．
- 悪性リンパ腫を積極的に疑うような所見は認めません．
- 内視鏡所見では悪性を疑っていますが，病理組織では癌とまで確診できるほどの像ではないと思います．

切除標本
- Advanced cancer of the stomach（M），type 3（5×4 cm），tub2＞tub1，pT2（MP），INFb，int，ly1，v0，pPM0，pDM0，pN0（0/45）．

：今日はこの症例か．この症例には色々と反省点もあるので，次に繋げるためにもしっかり復習しておきたいね．

：はい．患者さんも，かなり何回も内視鏡検査を受けていますので，診断がついたときには進行癌だったというのは辛いですね．

：内視鏡医も，癌をかなり疑っていたから，何回も検査をし，生検での確定診断を試みたということだね．

：ただ，結果がわかった今，過去の生検組織標本を見返してみても，この生検標本で癌と確定診断する自信は私にはありません．

：私も同じような感想だ…．

：ええっ？　山向先生にそういわれたら，自分には絶対無理だと思いますし，それではどうしたらよいんでしょうか？

：最終的に「癌」だったという事実は覆しようがない．だからこそ，生検検体に，何かヒントのようなものがなかったか，もう一度，基本に立ち戻って考えてみたい．また，このような症例に対処するためには，内視鏡医との対話が欠かせない．そこもこの症例を通してしっかり学び直したいと思う．

：はい，心して．

低異型度癌と超高分化腺癌

：まず，このような異型性に乏しい癌の疾患概念について整理しておこう．早速，赤丸先生に質問だ．低異型度癌や超高分化腺癌といわれる概念があるが，これらはどういうものだろう．同じもの？　違うもの？

：違う名前がついているんで，きっと違うんじゃないかと思いますけど…．

：そうだね．結果として共通する部分はあるが，当然少しずれる．「低異型度癌」は，その病変の異型性に注目したよび名であり，「超高分化腺癌」は，その病変の分化に注目した表現ということになる．

：確かに，言葉から推定してもそうですね．

：では，赤丸先生，「異型度」と「分化度」を説明してくれるかな？

：はい．「異型度」とは，その病変の細胞や細胞配列などが，正常状態からいかに異常か，または逸脱しているか，ということの尺度であり，「分化度」は，そ

第6日目

胃生検で〝違和感〟を覚えるコツ

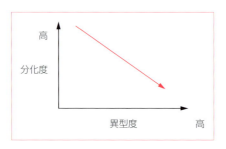

図1：一般的な腫瘍の分化度と異型度

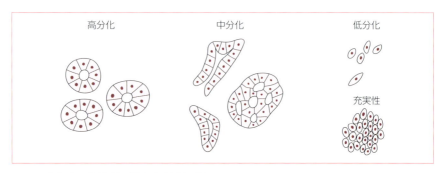

図2：分化度・構造異型性と細胞異型性

れらが正常の状態にいかに類似性を有しているかの尺度だと思います．

😊：理子先生の教育は大したものだ．

😊：えっ，オレも褒めてくださいよ．かなり理子先生に教えてもらったことは確かですが．

😊：赤丸先生がいった「逸脱」と「類似性」は，裏返せば同じようなものなんだが，微妙に異なってくる．たとえば，細胞異型が強いものは構造異型も強いことが多いが，合わないこともある（図1，図2）．一方，分化度を判断する場合は，規約分類も含め多くの場合，その組織の正常構造との類似性で判断する傾向にある．いずれの場合も「正常組織」を拠り所にしているところは同じだが，モノサシが違うとでもいえばいいかな．

「低異型度癌」が意味するものは？

😊：少し歴史的なことに触れておくと，まず「低異型度癌」という用語は，渡辺らが「大腸良悪性境界病変の病理」と題した論文のなかではじめて記述したようだ．1988年のことだ．「細胞・核の異型度が低い高分化腺癌を低異型度癌とする」と定義している．大腸の場合は，高異型度腺腫と高分化腺癌との鑑別がしばしば問題となるため，細胞異型性に重きを置いた分類といえるかもしれない．

😊：先ほど山向先生は「細胞異型が強いものは構造異型も強いことが多いが，合わないこともある」といわれましたが，それはかなり例外的なことなのですか？

😊：もちろん，それほど多いわけではないが，たとえば胃粘膜で時に見られる「手繋ぎ癌」というのを聞いたことはないかな？　表層では腺管が比較的整然と分布・配列しているが，深部で隣の腺管とまさに手を繋ぐように不整に融合したりしているのが観察されるものだ．この手繋ぎ，融合像をみれば，高分化な像とはいいがたく中分化腺癌に分類されることが多いが，細胞異型性は弱いことがある．ただ，細胞異型度が低い場合，中分化腺癌と診断にするのに躊躇する人もいる．そんなわけで，低異型度分化型胃癌といわれることも多い．

😊：異型度と分化って，当たり前のように使っていますが，意外に奥深いものなのですね．

胃生検診断のポイントは "違和感" !?

😊：では，より実際的な診断について考えて行こう．胃生検標本を見るときに注意すべき病変は，再生性変化との鑑別が難しい「低異型度胃型腺癌」，腸上皮化生との鑑別が難しい「低異型度腸型腺癌」，そして，先ほどの手繋ぎ胃癌だ．

😊：まず，少しでも違和感を覚えたら，より具体的にその可能性を考えたほうがいいということですね．

😊：そのとおりだが，その違和感を感じることができるかも鍵となる．ただ，こればかりはやはりある程度の経験も必要になってくるだろう．

😊：私はまだまだです．

😊：オレもまだまだ…．

😊：そりゃそうだが，落ち込むことはない．いまから違和感を覚えるためのコツ

を伝授しよう．

：それはいいっすね．

低異型度胃型腺癌はどう診断する？

：まず低異型度胃型腺癌は，異型性は弱いが，深部から表層までモノトーンに見えることが多い．つまり，これが何を意味しているかといえば，表層や深層への分化に乏しいということだ．理子先生には以前話したが，極性の喪失と捉えることもできる．そしてこのような低異型度胃型腺癌は，粘膜筋板を平然とすり抜けるように浸潤し，深部でも低異型度の形態を保持していることがある(図3a)．小さな鉗子生検では，検体が丸まったりして，どちらが粘膜表層なのか，深部なのかわからなくなってしまう場合があるため，粘膜筋板が含まれていても浸潤かどうか判定しづらいことがある．異型が弱いので「まさか浸潤癌とは思えない」と勝手に思い込んで観察してしまうんだ．このように，一見わるそうには見えなくても浸潤性性格があるため，粘膜下層以深に浸潤すると粘膜下腫瘍様，台地状の隆起性病変を形成する．表面の粘膜内病変は保たれ，潰瘍形成は乏しいが，こうなるとさすがに内視鏡医も違和感マックスということになる．

：今回の症例も，その時点で，内視鏡医も病理医もある意味ようやく共通の認識をもてたと思います．生検部位も確実に深いところを捉えていました．

：その違和感をお互いシェアしたことはよかった．

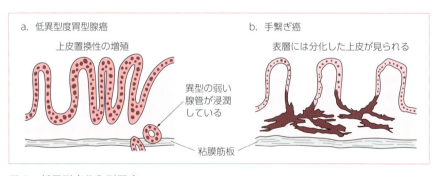

図3：低異型度分化型胃癌

結局決め手は形態診断

😊：低異型度腸型腺癌というのは，腸上皮化生との鑑別を要す病変だが，杯細胞の数は減少し，パネート細胞も含め，それらの分布が非腫瘍とは異なったり，杯細胞に大小不同が目立ったり，粘液の局在が変わったりというようなことが診断の参考になる．ただし，胃型腺癌と同様，浸潤部でも高分化形態を保持し，肉眼像も同じような像を示すことが多い．

　あと，手繋ぎ癌については，その上皮の不整な融合構築を見出せれば，診断はそれほど難しくないかもしれない．そのような融合腺管は反応性ではまず見られないからね（図 3b）．

😐：食道病変のときも出てきましたが，Ki-67 と p53 の免染は決め手にはならないのでしょうか？

😊：そうだね，HE 標本で迷うような低異型度で高分化な癌では役立たないことが多いが，Ki-67 による増殖細胞の分布は参考になる．いずれにしろ，ルーチン的にやる必要はないが，診断に迷う症例で情報を増やすという意味ではやってみる価値はあると思う．いまだに，他にあまりよいマーカーはないからね．

流すか，立ち止まるか，そこが重要！

😊：以前教わった，細胞異型性，構造異型性，分化極性の乱れ（☞ 前書第 4 日目，p.31 参照）を総合して，今後の症例にも取り組みたいと思います．

😊：うん．そして，もう一度いうが，内視鏡医も病理医も，毎日毎日，検査，診断に明け暮れているわけだが，だからこそ，ルーチンで流せる症例か，立ち止まるべき症例かを見極める必要がある．まあ見極めるというと大袈裟に感じるかもしれないので，ここでは「違和感」といってきたが，何かいつもと違う違和感を大切にしなければならんと思うんだ．そして，そのような違和感を感じたら，躊躇なく，お互い連絡を取り合い，必要に応じて，それぞれの像を供覧し，所見をすり合わせ，違和感の原因を追求すべきだろうと思う．

　くれぐれも理子先生や赤丸先生には，「免染までやったので自分には非はない」と思う病理医や「自分は内視鏡所見から癌ではないかと思っていたが，病理診断で癌が出なかったのでしょうがない」という内視鏡医にはならないでほしいと思うよ．

45

👧：はい．まだ将来自分が病理医になるか消化器内科に行くか決めていませんが，両者の立場を理解して取り組みたいと思います．

👨：そうですね．それが患者さんのためということですよね．

👴：最後に"オイシイ"ところを赤丸先生に持っていかれた気がするが，まさにそのとおりだ．

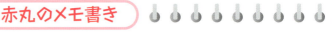

赤丸のメモ書き

- **低異型度癌**：異型性を尺度とした表現
- **超高分化腺癌**：分化を尺度とした表現
- **低異型度分化型胃癌**：低異型度癌や超高分化癌など，生検診断が難しい異癌の慣用的表現
- **低異型度胃型腺癌**：
  ① 異型性は弱いが，表層や深層への分化に乏しく，深部から表層までモノトーンに見えることが多い
  ② 低異型度の形態を保持して粘膜筋板以深に浸潤することがあるので注意が必要
  ③ 浸潤が進むと粘膜下腫瘍様，台地状の隆起性病変を形成する
- **低異型度腸型腺癌**：
  ① 腸上皮化生との鑑別を要す病変
  ② 杯細胞，パネート細胞などの大小不同や分布の異常，粘液の極性の変化などに注意
  ③ 浸潤すると胃型腺癌と類似の肉眼像を示す

理子から一言

「臨床と病理のコミュニケーションが大事」と，ことばでいうのは簡単ですが，実際にそれを実感する症例でしたし，患者さんを中心に据えた医療ではごく自然にそうあるべきことだと思いました．それにしても胃生検も侮れません．難しい症例にいつものように出くわします．まだまだがんばります！

第6日目 理子のちょっと背伸びレクチャー

「胃ポリープ」

　胃ポリープは，胃にできた隆起性病変全体を示す呼称であり，実際にはさまざまな組織型のものが含まれます．したがって，そのなかには，粘膜下腫瘍（☞ 本書第4日目，p.31参照）も含まれますが，一般的には，上皮性ポリープの意味で使われることが多いので注意も必要です．また本来，良性・悪性や腫瘍性・非腫瘍性も関係ありませんが，ここでは良性，非腫瘍性ポリープに限定してまとめました．腫瘍性ポリープとの鑑別のためにもその特徴を知っておく必要があります（表）．

表：非腫瘍性胃ポリープの特徴

胃ポリープの種類	好発部位	内視鏡・肉眼所見	病理所見	その他
過形成性ポリープ	特になし	赤みの強い外観．分葉状	胃腺窩上皮の増生．間質は種々の程度の炎症細胞浸潤を伴った浮腫状〜肉芽組織様．粘膜筋板からの平滑筋束の立ち上がりもみられる	まれに癌化する
胃底腺ポリープ	胃底腺領域	5 mm未満の表面平滑な半球状隆起	胃底腺の増生，囊胞状拡張を伴う	しばしば多発する．H. pylori 未感染胃に多い
吻合部ポリープ状肥厚性胃炎/ポリープ状囊胞状胃炎	胃切除後の胃空腸吻合部の胃側粘膜	"芋虫状"の粘膜隆起	幼若な腺窩上皮の過形成，胃底腺の偽幽門腺化生や医専の囊胞状拡張	
炎症性類線維性ポリープ	幽門腺領域	周囲の粘膜と色調が同様の隆起性病変	粘膜固有層深部以深〜粘膜下層で，紡錘状細胞が小血管周囲に渦を巻くように増生．膠原線維も種々の割合で混在．大きいものでは表面にびらん，潰瘍を伴う	好酸球浸潤が目立つ場合がある

第7日目
胃癌の組織型あれこれ
～EBウイルス関連胃癌

Gastrointestinal Pathology

今日の症例
71歳，男性．慢性腎不全で週2回透析中の患者．貧血の進行を認め精査目的に近医受診．上部消化管内視鏡検査で，噴門部小彎部の腫瘤を指摘され来院．進行胃癌の診断で手術が施行された．

病理所見の提示

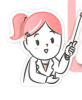

- 検体は胃全摘術検体とリンパ節です．
- 胃噴門部小彎後壁に1型進行癌を認めます．
- 組織学的には，<u>深部に広がる低分化癌</u>が主体で，表層には<u>中分化～高分化管状腺癌</u>を認めます．
- <u>腫瘍間質にリンパ球浸潤が目立ち，リンパ濾胞形成</u>も散見されます．
- <u>リンパ球浸潤癌</u>と考え，EBER-ISHを行ったところ腫瘍の大部分が<u>EBウイルス陽性</u>となったため，<u>EBウイルス関連のリンパ球浸潤癌</u>と考えました．

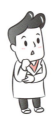
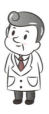

:山向先生.

:おお，何だ．真っ先に赤丸先生が発言するのは珍しいな．

:いや，オレも，ウイルスが引き起こす癌があることも一応知っています．肝炎ウイルスの肝細胞癌とか，ヒトパピローマウイルス（human papillomavirus：HPV）の子宮頸癌とか．

:ほとんど一般人並の知識ようにも聞こえるが．

:オレがいいたいのは，EB ウイルス（Epstein-Barr virus）は，大学で Burkitt リンパ腫とか伝染性単核症を引き起こすということを習いました．それが今回はいきなり胃癌なのでちょっとびっくりしているんです．胃癌は *H. pylori* ではないのですか？

:そうくると，割とまともな質問な感じもしてきたぞ．もちろん，*H. pylori* に関連した胃癌が多いことは事実だが，EB ウイルス関連胃癌も 5〜15% はあるといわれている．しかも日本だけでなく海外にもね．

:へえー．意外に多いんすね．EB ウイルスって，どうやってうつるんですか？　やっぱりキスとかですか？

:やはり，そうきたか．

:いや，まじめに聞いてるんですけど．胃のなかに EB ウイルスがどうやって入るんだろうって．

:そうか．では，真面目に答えよう．確かに，EB ウイルスの「主な感染経路は EB ウイルスを含む唾液を介した感染であり，乳幼児期に初感染を受けた場合は不顕性感染であることが多いが，思春期以降に感染した場合に伝染性単核症を発症することが多く，"kissing disease" ともよばれている．EB ウイルスの既感染者の約 15〜20% は唾液中にウイルスを排泄しており，感染源となりうる」と，国立感染症研究所のウェブサイトに書かれている[1]．

:受け売りですね！

:相変わらず厳しいね，理子先生は．

:冗談です（笑）．EB ウイルスは，多くのリンパ腫に関与しているようですし，とても存在感のあるウイルスのように思えますね．

第7日目　胃癌の組織型あれこれ

49

表1：特殊型胃癌の分類

①カルチノイド腫瘍
②内分泌細胞癌
③リンパ球浸潤癌
④胎児消化管類似癌
⑤肝様腺癌
⑥胃底腺型胃癌
⑦腺扁平上皮癌
⑧扁平上皮癌
⑨未分化癌
⑩その他の癌

［胃癌取扱い規約，日本胃癌学会（編），第15版，金原出版，東京，p.33-34を参考に作成］

胃癌の組織分類は通常型と特殊型に分けられる

：症例について検討してから，またEBウイルスに戻ることにしてっと，まずはこの症例は，理子先生によると「リンパ球浸潤癌」ということだが，これは，通常の胃癌とは異なる組織型ということになるかな．

：はい，胃癌の大多数は多少のバリエーションはあっても，通常型といわれる腺癌ですが，今回のような「いつもと違う感じ」の癌がときどきありますね．私は先日，AFP産生胃癌の症例も担当しました．

：癌成分が部分的にAFP陽性を示したり，それを疑う症例はそれなりに経験するが，全体がAFP産生胃癌という症例は比較的少ないね．

：ちょ，ちょっと待ってください．ついていけてないので，胃癌の通常型と特殊型に何があるかをまず教えてください．

：理子先生，頼む．

：はい．『胃癌取扱い規約（第15版）』では，乳頭腺癌，管状腺癌，低分化腺癌，印環細胞癌，粘液癌を通常型としており，特殊型には，カルチノイド腫瘍，内分泌腫瘍，リンパ球浸潤癌，胎児消化管類似癌，肝様腺癌，胃底腺型胃癌，腺扁平上皮癌，扁平上皮癌，未分化癌などが含まれています（表1）．

：あれっ，理子先生が話していたAFP産生胃癌は，その規約には含まれていないと思うのですが．

：確かにそうですね．私も今気づきました．ただ，AFP産生胃癌は，臨床病理学的には，肝転移やリンパ節転移をきたしやすく予後不良な腫瘍と考えられて

50

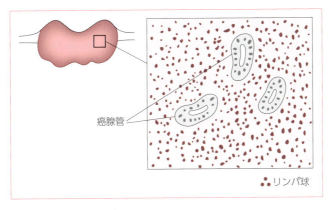

図1：リンパ球浸潤癌

いますので，病理診断報告書に明記しておくのは重要ではないかと思ったの．

👧：へえ，なるほどですね．

👩：特殊型のその他の組織型については，何か質問ある？

👧：肝様腺癌っていうのは，はじめて聞きました．他も見たことのないのはありますが，名前でだいたい想像はつきます．

👩：肝様腺癌は私も見たことがないわ．山向先生，「肝様」とはどういう像からそういうのでしょうか？

👨：AFP産生胃癌の代表が肝様腺癌さ．形態的に，肝癌類似の組織像を呈する特殊な胃癌ということになる．ついでにいうと，AFP産生胃癌には，肝様腺癌の他に，胎児消化管上皮類似癌も含まれるんだ．

"リンパ球浸潤癌＝EBウイルス関連胃癌"か？

👧：理子先生がいった「リンパ球浸潤癌」というのが，今回のEBウイルス関連胃癌に相当するということでいいでしょうか（図1）？

👩：だと思いますけど…．

👨：もちろんイコールではないが，リンパ球浸潤癌の80〜90%がEBウイルス関連胃癌だと考えられる．ただ，リンパ球浸潤が多い癌は，胃癌全体の1〜4%程度とされている．

ちなみに，リンパ球浸潤癌は，1976年に渡辺らが腫瘍間質に高度のリンパ球浸潤を伴った胃癌を gastric carcinoma with lymphoid stroma と報告したのにはじまる．EB ウイルス関連胃癌の報告は，それより大分後の1990年だ．このとき，出はじめの PCR で EB ウイルスの存在が証明されたらしい．

👧:EB ウイルス関連胃癌とは，腫瘍細胞に EB ウイルスの感染が確認されたものと理解すればいいですか？

😊:そういうことだね．*in situ* ハイブリダイゼーション（ISH）で感染の有無は調べることができるがどう関連しているのか，というところは，まだわかっていないところも少なくない．この EB ウイルスは腫瘍細胞がクローン性増殖を示す前の段階で感染が成立しているということはわかっている．また，ISH で確認される感染ウイルスについては，単クローン，つまり一つのクローンだけが増えていることが知られているので，発癌に密接に関係していると考えられるんだ．

EB ウイルス関連胃癌の臨床病理像は？

😊:では今日の症例と照らし合わせながら，EB ウイルス関連胃癌の臨床病理像について整理して行こう．

👧:はい．教科書的には，EB ウイルス関連胃癌は，男性に多く，部位は通常の胃癌と異なり，胃体部〜中部の胃底腺領域に多いとされています．肉眼的には，早期癌の場合はⅡc様病変，進行すると結節状で粘膜下腫瘍/腫瘤（SMT）様になることが多く，そういう意味では悪性リンパ腫と似ているともいえそうですね．

😀:リンパ球がたくさん集まっているので同じような肉眼像になるんですね．

😊:他に，通常の胃癌と比べて何か異なる特徴はないかな？

👧:まだありますか？　組織型は低分化型〜中分化程度の腺癌なので，あまり違いはないですね．

😀:予後はどうなんですか？　低分化癌が多いということは，予後はわるそうな気はしますが．

👧:そうそう．いうのを忘れていました．私も赤丸先生と同じように考えていたのですが，調べてみると EB ウイルス関連胃癌の方が，そうでない胃癌よりも比較的予後がいいみたいなんです．病理学的所見としても，脈管侵襲が少ないとか，リンパ節転移が少ないといった傾向があるようです．

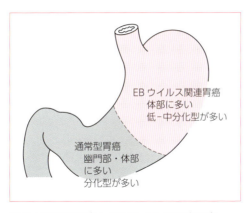

図2：通常型胃癌とEBウイルス関連胃癌

😀：確かに予後がいいとはされているが，同時性・異時性に多発傾向があったり，残胃に発生する割合が高い，というような特徴もいわれているね．

😀：集まっているリンパ球が，癌の増殖を抑えているんでしょうかね？

😀：その可能性はある．

😀：EBウイルス関連胃癌の特徴はわかったんですが，*H. pylori* 陽性胃癌との違いとか関係について何かわかっているのでしょうか（図2）？

😀：*H. pylori* 感染が胃癌の重要なリスク因子であることは確かだが，*H. pylori* によって発生する胃癌は，胃の下部から中部に多く，腸型の組織型をとる分化型胃癌が多い．一方，EBウイルス関連胃癌では上部から中部に多く低分化型胃癌が多いということは，理子先生がいってくれたとおりだ．この，発生部位や組織型の違いを考えたとき，ポジティブな関連より排他的な発生機序というのも想定されている．また，EBウイルスの感染前に，*H. pylori* によって萎縮性胃炎が起こってきて，それを背景としてEBウイルス関連胃癌が発生するという仮説もあるようだ．

■文献
1) 国立感染症研究所：伝染性単核症とは
〔https://www.niid.go.jp/niid/ja/kansennohanashi/444-im-intro.html〕（最終確認2019年3月1日）

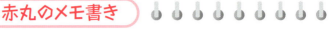

赤丸のメモ書き

- 胃癌の組織型（規約）：
  ① 通常型：乳頭腺癌，管状腺癌，低分化腺癌，印環細胞癌，粘液癌
  ② 特殊型：カルチノイド腫瘍，内分泌腫瘍，リンパ球浸潤癌，肝様腺癌，腺扁平上皮癌，扁平上皮癌，未分化癌など
  ③ リンパ球浸潤癌の80〜90%がEBウイルス関連胃癌
- EBウイルス関連胃癌：
  ① 腫瘍細胞にEBVの感染が確認されたもの
  ② 胃癌の5〜15%
  ③ 男性の胃体部〜中部の胃底腺領域に多い
  ④ 早期癌の場合はⅡc様病変，進行すると結節状でSMT様に
  ⑤ 脈管侵襲やリンパ節転移が少なく，通常の胃癌よりも比較的予後がよい
  ⑥ 同時性・異時性に多発する傾向があり，残胃に発生する割合が高い

理子から一言

EBウイルスが関与する疾患が多く，特にリンパ腫だけではなくて，今回の胃癌のように上皮性腫瘍の発生にも関与しているというのに驚きました．

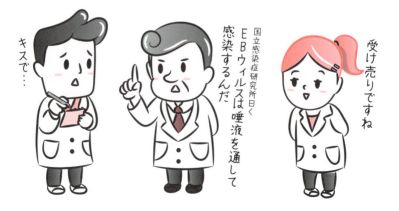

第7日目 **理子のちょっと背伸びレクチャー**

「EB ウイルス関連腫瘍」

　EB ウイルスは Burkitt リンパ腫由来の培養リンパ球から，Epstein 博士によって 1964 年に発見されました．ヘルペスウイルスの一種で，ヒトヘルペスウイルス 4 型に相当します．線状の 2 本鎖 DNA ウイルスであり，潜伏感染ではエピゾームという環状構造をとっています．唾液を介して鼻咽頭上皮細胞と B リンパ球に感染し，生涯 B リンパ球に潜伏感染し，免疫抑制時などに再活性化してきます．

　日本国内では，大多数が小児期に感染し，EB ウイルスの初感染は不顕性に経過するのがほとんどですが，一部で伝染性単核症を発症します．

　EB ウイルスはヒトに感染するヘルペスウイルスでは唯一の腫瘍ウイルスでもあります．宿主の免疫低下により感染 B 細胞は，増殖抑制から解放されリンパ球増殖症（lymphoproliferative disease）を誘発します．EB ウイルスが関与する腫瘍には，B 細胞性腫瘍として Burkitt リンパ腫，移植後リンパ球増殖性疾患，Hodgkin リンパ腫などがありますが，T 細胞，NK 細胞，上皮細胞などにも感染し，鼻性 T/NK リンパ腫，胃癌，咽頭癌など多彩な腫瘍発生と関わっています．

　また，非常にまれなケースとして，EB ウイルスが持続的に増殖し，体内での免疫制御が不能になってしまうことが知られており，さまざまな症状を呈し，重症化する疾患が慢性活動性 EB ウイルス感染症（chronic active EB virus infection：CAEBV）といわれています．この疾患，主訴は，発熱，リンパ節腫脹，肝障害，肝脾腫であることが多く，患者は消化器内科を訪れることが多いといわれていますので，頭の片隅には置いておくのがよさそうです．

第8日目
消化管悪性リンパ腫はこう見る！
~小腸悪性リンパ腫

Gastrointestinal Pathology

今日の症例

72歳，男性．黒色下痢便や赤色便を見るようになったため近医を受診したところ，貧血（Hb 7.3 g/dL）を認め，紹介され来院．腹部CTで小腸に限局性の全周性壁肥厚が見られた．小腸内視鏡検査でTreitz靱帯から肛門側10 cmの部位よりスキップ状に隆起性病変が3ヵ所認められ，その一部から生検された．

病理所見の提示

- 小腸生検検体が，3個提出されています．
- いずれの検体もほぼ同様の所見が見られます．つまり，びまん性に異型リンパ球の増殖・浸潤が見られます．腸絨毛上皮も辺縁に少量見られます．
- 異型リンパ球は，核小体が小型でクロマチンが顆粒状の類円形核を有しており，アポトーシス像も見られます．核片を貪食したマクロファージが混在しており，いわゆるstarry-sky像と見なされるような像も見られます．
- 免染では，CD20（+），CD79a（+），CD10（+），BCL6（+），BCL2（−），CD5（−），CD43（−），cyclinD1（−），CD3（−），CD45RO（−）を示しており，Ki-67 indexほぼ100%でした．
- 以上から，びまん性大細胞型B細胞リンパ腫との鑑別が難しいところもありますが，最終的にBurkittリンパ腫と診断しました．

:それにしても面白いことを考えつく人もいるもんだね.

:何のことですか?

:人工知能(AI)とかですか?

:いやいや,とてもアナログな小腸ダブルバルーン内視鏡(DBE)のことさ.もちろん,最近のAIのような最先端技術もすばらしいのだが,この小腸内視鏡のおかげで,利益を被った人は今や世界中に大勢いるはずだ.今日の患者だって,小腸内視鏡がなかったら,診断がつかないまま,病状はもっと悪化していったはずだ.「小腸は内視鏡では見ることができない」という常識を覆した発想と実行力はすばらしいと思うよ.

:二つのバルーンを利用して,尺取り虫のように内視鏡を進めて行くアイデアって,まさに"コロンブスの卵"ですね.

:そう.ただもう一つ忘れてはならないのが,その発想を形にすることだ.おそらくたくさんの試作品とか試行錯誤があっての成功に違いない.なんか,こういう「プロジェクトX」に出てきそうな人間くさい開発物語っていいなあ〜.

:まあそうかも知れませんけど,やっぱりこれからの時代はAIじゃないですか?

:赤丸先生ってコンピュータ強いんでしたっけ?

:いや,だから,憧れるんじゃないですか.

:まあ,これからの医師は,うかうかしてるとAIに置き換えられるそうだから,そうならんようにせいぜいがんばってくれ.なっ,赤丸先生.

:….

消化管原発悪性リンパ腫の条件とは?

:さて,今日の症例は小腸のBurkittリンパ腫だが,赤丸先生もだいたい理解できたかな?

:これまで胃のMALTリンパ腫と十二指腸の濾胞リンパ腫は見たことがありますが,Burkittリンパ腫ははじめてです.Burkittリンパ腫って,前回のウイルス関連腫瘍でも少し出てきましたし,名前としてはよく聞くのですが,自分で診断したことがないので,まだよくイメージできません.

:では,今回も消化管リンパ腫のことを少し復習しておこう.理子先生,どう

第8日目 消化管悪性リンパ腫はこう見る!

57

かな？　赤丸先生へのレクチャーを頼む.

😊：また，いきなり私ですか. では，前に習ったことを少しだけ（☞ **前書第5日目，p.34 参照**）. まず，消化管に生じる悪性リンパ腫は，どこが多いと思いますか？

🙂：胃だと思います.

😊：そう. なぜ，知ってたの？

🙂：MALT リンパ腫って，他じゃあまり聞かなくないですか？

😊：なるほど. とりあえず多い順に挙げると，<u>胃が 55〜65％程度，小腸が 10〜30％，大腸は多くても 15％</u>ってとこのようです.

🙂：その％って，消化管悪性リンパ腫のなかの割合ってことですよね？

😊：そう. だから，<u>消化管悪性腫瘍を母数にすると</u>，<u>小腸悪性リンパ腫</u>は <u>1〜2％</u>になるらしいわ.

🙂：もう一つ質問していいですか？

😊：ええ.

🙂：小腸リンパ腫って，節外性リンパ腫ということになると思いますが，今理子先生がいった％は，消化管原発という意味でいいでしょうか？

😊：そのつもりだけど.

🙂：では，消化管原発とする条件というか，診断基準のようなものはあるのでしょうか？

😊：…!?

😄：赤丸先生は，理子先生のレクチャーだととても積極的になるような気がするね. まあいいが，そこは私の方から答えよう. 割と古くから使われることが多い Dawson らの分類を紹介すると[1]，<u>①表在リンパ節腫大がないこと，②胸部単純 X 線で明らかな縦隔リンパ節腫大がないこと，③末血像で白血球数や血液像に異常がないこと，④消化器病変が主体で，転移は所属リンパ節に限局していること，⑤肝臓・脾臓に腫瘍像がないこと</u>，となる.

🙂：了解しました.

😊：あと，何かありますか？

リンパ節の基本構造と免染の基本

:わからないことはたくさんありますし，一度に聞いても覚えられないと思いますが，可能ならリンパ腫の亜型分類に役立つ免染のマーカーについて，総論的なところを教えてもらえると助かります．

:確かにそうね．私も，そのときそのときで，山向先生に聞きながらオーダーしているというのが，正直なところなので，山向先生に教えてもらいたいです．

:リンパ腫の診断にあたっては，現在では各種のマーカーを使って詰めていくことは避けられないところがある．まあ，考え方によっては，この分野は手段が多いので，うまくその手段を活用することで，形態だけではわからない，より客観的な診断に繋がるだろうし，この分野でも分子標的治療薬の適用に繋がるものもある．

:とりあえず基本的なところからお願いします．

:わかった，わかった．なら，基本に返って正常組織の復習からにしよう．

:確かにリンパ組織の正常構造も診断に重要ですね．

:リンパ濾胞の構造は，理子先生には以前も少し説明したので（☞ **前書第5日目，p.39 参照**），今回は免染と絡めて説明しよう．

リンパ節は，皮質，傍皮質，髄質からなり，皮質にはリンパ濾胞が形成されている．リンパ濾胞にはB細胞が多く，傍皮質にはT細胞が多く存在している．

リンパ濾胞は，濾胞内に胚中心のない一次濾胞と胚中心を有する二次濾胞がある．二次濾胞の胚中心の外側には濾胞辺縁帯が見られる（図1）．

胚中心は，大型の中心芽細胞（centroblast）が多く，HE標本で暗く見える暗調部と中型の中心細胞（centrocyte）が多く明るく見える明調部に分けることができる．

これら胚中心に見られる細胞は，CD10（＋），BCL6（＋），CD5（－），CD23（－），BCL2（－）を示す．

また，胚中心内に存在するB細胞の90％以上は，アポトーシスを起こしている．このアポトーシス細胞を貪食した組織球はtingible body macrophagesとなる．

傍皮質では，T細胞（CD3［＋］）が主体となっていて，多くはCD4（＋）である．まあ，こんなところでどうだろうか？

:理子先生がどうかはわかりませんが，オレのなかでは十分です．

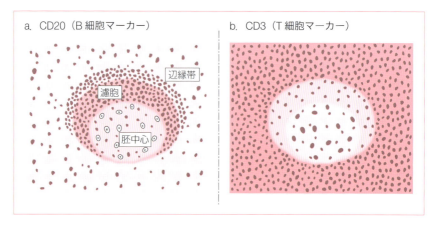

図1：リンパ濾胞の構造

悪性リンパ腫を疑ったときには…

:では診断プロセスに進もう．悪性リンパ腫を疑ったら，まずB細胞性か，T細胞性か，ということを考えるよね（図2）．

:はい．

:このとき頻用されるB細胞マーカーといえば，CD20とCD79a，T細胞マーカーはCD3とCD5だろう．今回のケースは，CD20（＋），CD79a（＋），CD5（−），CD3（−）だから，B細胞性ということは明らかだが，少し追加させてもらうと，CD79aは幼若なB細胞や形質細胞などにも陽性になることは知っておいた方がいい．

:はい．

:仮に，小型から中型の細胞からなるB細胞性リンパ腫と判明した場合には，次に，CD10，CD23，cyclin D1および可能なら一緒にBCL-2もやっておくといい．これで，マントル細胞リンパ腫，濾胞リンパ腫などの診断はある程度カバーする．リンパ腫か否かの診断が難しい場合はB細胞の軽鎖制限の検討のため，κ，λがよく用いられるが，これは形質細胞への分化がないと有益な所見は得られない．T細胞性リンパ腫が疑われるようであれば，CD4，CD8，CD56の他，細胞傷害性T細胞のマーカーのTIA-1，Granzymeなどを行うこともある．B細胞性，T細胞性にかかわらずEBER-*in situ*ハイブリダイゼーションは行うこ

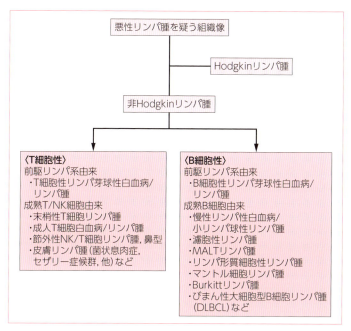

図2：悪性リンパ腫診断のアルゴリズム

とが多い．Hodgkinリンパ腫が疑わしい，また除外したいときには，CD30，CD15の他，Pax-5などのB細胞系の転写因子が診断に有用である．

👧：なるほど，オーダーの意図がわかってきました．

👨：最新のWHO分類なんかを見ても，リンパ腫の分類は非常に項目数が多い．だから，そこにあるそれぞれのリンパ腫をすべてカバーできるパネルを作っておくことは，実際には非現実的といえるだろう．なので，臨床情報を基にHE標本をじっくり見て，ある意味ケース・バイ・ケースにならざるをえないところもある．

👦：なるほど，オレも今回行われた免染の種類を見ると，その意図するところが少しわかってきた気がします．

■文献
1) Dawson IM, et al：Br J Surg 49：80-89, 1961

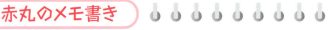

- 消化管に生じる悪性リンパ腫：
    胃が55〜65%程度，小腸が10〜30%，大腸は多くても15%
- 消化管原発の悪性リンパ腫の条件（Dawsonら）：
    ①表在リンパ節腫大がない
    ②胸部単純X線で明らかな縦隔リンパ節腫大がない
    ③末血像で白血球数や血液像に異常がない
    ④消化器病変が主体で，転移は所属リンパ節に限局している
    ⑤肝臓・脾臓に腫瘤像がない
- リンパ節の構造：皮質，傍皮質，髄質
    皮質—リンパ濾胞—B細胞が多い
    傍皮質—T細胞が多い
    濾胞内の胚中心：大型の中心芽細胞（centroblast）＋中型の中心細胞（centrocyte）．CD10（＋），BCL6（＋），CD5（−），CD23（−），BCL2（−）
- tingible body macrophages：
    アポトーシス細胞を貪食した組織球

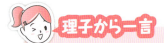

リンパ組織の病変は，マーカーもいろいろあって，なかなか取っつきにくかったのですが，正常組織での細胞の分布などを整理すると，何が異常なのかが少しわかってくるような気がしました．

第8日目 **理子のちょっと背伸びレクチャー**

「小腸にはどんな腫瘍ができる？」

　カプセル内視鏡やダブルバルーン内視鏡（DBE）の開発により，小腸でそれまではほとんど見つかることのなかった病変も見つかるようになりました．大腸に比べると圧倒的に少ないとはいえ（いくつかの理由があると思われます），そのなかには，悪性腫瘍も認められます．その正確な頻度を算出することはまだ困難ですが，DBE 発祥の地である自治医科大学の報告（表）からそのおおよその内訳を知ることはできます．癌より悪性リンパ腫が多いというところに，小腸の臓器特性が表れているように思います．

表：ダブルバルーン内視鏡で診断された小腸腫瘍の頻度
（自治医科大学で組織診断の確定した悪性腫瘍，2000 年 9 月〜2017 年 6 月）

疾患	N
悪性リンパ腫	56
びまん性 B 細胞性大細胞型リンパ腫	22
濾胞リンパ腫	22
粘膜関連リンパ腫（MALT）	6
T 細胞性リンパ腫	3
病型不明	3
原発性小腸癌	29
胃腸管間質腫瘍（GIST）	24
小腸外悪性腫瘍の壁外浸潤	17
転移性小腸腫瘍	15
神経内分泌腫瘍（NET）	4
合計	145

［三浦義正，他：胃と腸 53：1747-1755，2018 を参考に作成］

第9日目
特殊な腸炎にご用心
～虚血性大腸炎

Gastrointestinal Pathology

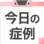

今日の症例

81歳，女性．前日より腹部不快感あり，徐々に強くなり来院．受診時現症は体温37.8℃，血圧140/70 mmHg，脈拍105回/分．口唇・皮膚乾燥．左腹部に圧痛を認めた．内視鏡検査では，横行結腸～S状結腸にかけて縦走潰瘍や縦走潰瘍瘢痕が多発していた．下行結腸とS状結腸の縦走潰瘍より生検された．

病理所見の提示

下行結腸の縦走潰瘍部からの生検

- 軽度～中等度の炎症を伴う大腸粘膜が観察されます．
- 一部浮腫状の間質には，リンパ形質細胞，好酸球や好中球などの混合性炎症細胞浸潤と淡褐色色素を貪食した組織球が散見されています．
- 部分的に表層上皮の変性脱落や上皮が変性・萎縮したような部分があり，虚血性変化が示唆されます．

S状結腸の縦走潰瘍からの生検

- 中等度の炎症を伴う大腸粘膜が観察されます．
- 浮腫状の間質には，混合性炎症細胞浸潤が見られ，また一部びらん状で肉芽組織の増生や上皮の再生性変化を認めます．
- 虚血性腸炎の像としても矛盾しない像です．また，悪性を示唆する所見は認められません．

:生検診断と直接関係ないと思いますが，内視鏡所見によると，この患者さんの上行結腸には多くの憩室も認められたようです．

:うん，たぶん今回の虚血性腸炎とは関係ないと思うが，憩室が多発していることがわかっている高齢者に腹部症状があった場合，「憩室炎か？　もしや憩室穿孔？」って考えてしまうよね．

:山向先生も，十分に気をつけてくださいね．

:えっ，山向先生にも憩室があるんですか？

:だから，秘密だっていっただろう．理子先生だけにカミングアウトしたはずだったのに…．まあ，最近は落ち着いているからいいけど．二人も私にはストレスをかけないようにしてくれよ．ストレスがかかると免疫力が落ちて，憩室炎を起こしやすいというから．

:何か素人っぽい理論ですね．

:山向先生，ついうっかり話して申し訳ありません．でも，消化器内科の先生方はみんな知っているようですよ．

:この，個人情報の保護が叫ばれる時代に，なんという…．

:今後は気をつけます．

虚血と貧血の違い

:私のネタはそれくらいにして，虚血性腸炎について考えていこう．まず，赤丸先生も，虚血と貧血の違いくらいは知っているかな？

:えっと，虚血とは医学的なことですか…？

:もちろん医学的なことを聞いている．

:はい（汗）．なんらかの原因によって末梢の組織への血流が不足する状態だと思います．

:ではその原因は？

:心筋梗塞も虚血性心疾患に含まれますから，血管の閉塞とか狭窄とか…．

:まあ，いいだろう．他にも，出血，脱水による循環血液量の低下，神経刺激による血管の攣縮や反対に拡張，動脈硬化など血流の物理的減少などもある．で

は，貧血との違いはわかる，理子先生？

:血流障害の程度の問題でしょうか？

:貧血は，局所の組織に酸素を届けるためのヘモグロビン量が不足した状態なので，赤血球の数が少ない場合は当然だが，それが保持されていても起こることはある．これは局所の血流量減少によっても生じるから，虚血によって局所的貧血が生じることになる．

:そういうことですよね．オレもそう思ってました．表現できなかっただけで．

:赤丸先生は調子がいいなあ．

:いや，ほんとにわかってました．

絶対的虚血と相対的虚血

:では，次は，虚血には「相対的虚血」と「絶対的虚血」がある．これについては？　赤丸先生は，今度は説明できるかな？

:ええ，まあ．絶対と相対の違いですから，絶対的虚血とは，血液が完全に足りない状態．一方で相対的虚血は，相対的に血流が足りないために起こるものです．

:問題はなぜ相対的虚血が起こるかだと思うけど，それについては？

:いやー．そこまではわかりません．

:絶対的虚血とは，血栓・塞栓などによって血流が途絶えてしまうものだが，虚血性大腸炎の多くは，相対的虚血で生じると考えられている．その原因は，動脈硬化や微小血管攣縮，便秘などの腸管内圧の上昇などが考えられているが，このような血管側と腸管側それぞれの要因が複雑に絡み合ってバランスが崩れ，腸管の微小循環障害が生じて虚血状態になるようだ．つまり，相対的虚血とは，血流だけではなく，局所の要因とのバランスの破綻によるということだ．

　今回の患者もそうだが，虚血性腸炎は，S状結腸〜下行結腸に生じることが多く，その理由として，下腸間膜動脈支配領域では末梢での吻合枝が少ないことが挙げられている．病態は，可逆性，一過性であることが多いが，その成因や程度により腸管障害の程度もさまざまであり，臨床経過から一過性型（transient type），狭窄型（stricture type），壊死型（gangrenous type）の3型に分類されている．

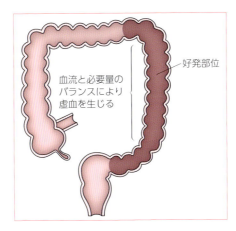

図1：虚血性腸炎の概要図

😊：確認ですが，相対的というのは，血流は完全に途絶えているわけではないのに，腸管が必要とするよりも少ないということですね（図1）．だんだんイメージできてきました．

👨：臨床的な側面から見ていくと，患者は高齢（60歳前後）の女性に多く，また糖尿病・脂質異常症などの動脈硬化や血流低下をきたす基礎疾患をもつ人に発症しやすいといわれている．若年者でも発症することがあるが，この場合も女性に多く，便秘などと関連が強いようだ．突然の腹痛と下痢・下血で発症する．

虚血の後に炎症が生じる

😊：虚血性腸炎は「腸炎」とあるのですが，標本を見てもあまり炎症細胞浸潤は見られませんでした．これは，病気の時期にもよるのでしょうか？

👨：いい質問だね．おそらくそうだろう．最初は微小循環障害で腸管粘膜上皮が障害され，しばらく経つと，細菌に対するバリアもなくなるだろうから，局所には細菌感染と炎症が起こってくるだろう．また，急性期に虚血，上皮脱落が生じると，その変性壊死細胞を異物と認識した炎症反応が生じることになるはずだ．心筋梗塞などでは，感染がすぐに起こらない状況でも，しばらくすると好中球などの，いわゆる急性炎症細胞浸潤が顕著に見られるようになるのは知っているだろう．

😊：いわれてみると，確かにそうですね．

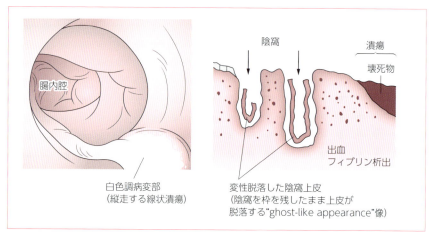

図2：虚血性腸炎の内視鏡所見と組織所見

生検像から虚血性腸炎といえるか？

😀：今回の症例にもう一度戻ると，理子先生は「虚血性腸炎の像としても矛盾しない像です」といった．つまり，生検標本のみから虚血性腸炎と診断するのは難しいということを示しているように思えるが，そういうことだよね，理子先生？

😊：はい．消化管生検の検体はとても小さなものなので，ちょっと自信がありませんでした．ただ，内視鏡所見が虚血性腸炎疑いとなっていましたし，先ほど説明したように，教科書に書かれている虚血性腸炎の所見が多少ありましたのでそれでよいだろうと思いました．

😀：この症例は，内視鏡所見を合わせて考えれば虚血性腸炎であることは確かであり，それを病理学的にも肯定するということでおおむね十分だろう．もちろん，炎症細胞浸潤が少ない割に，いわゆる「腺管上皮の立ち枯れ壊死（"ghost-like appearance"像ともいう）」や出血，フィブリン析出・沈着などを見ると（図2），仮に臨床情報がなくても，病理所見から「虚血性変化が考えられる」と，コメントできる場合もある．

　よし，では，赤丸先生に最後の質問だ．虚血性腸炎は腸管壁の層構造を考えた場合，所見が強いのはどこだろう？　①表層，②深部，③層に関係なくまだら状に，さて何番？

:太い血管の閉塞ではないので，③でしょうか？

:ブー！　正解は①．腸管の血管は，腸間膜側から腸管壁に入り，最末端が腸管粘膜の表層なんだ．だから，<u>少しの血流減少でも表層は虚血状態が現れやすく，真っ先に表層部の上皮が脱落することになる</u>．これが立ち枯れ壊死に繋がるのだ．

:なるほど．血流動態を考えれば，たしかに表層部に変化が強いということに納得できますね．

:そういうことだ．

:では，「腸炎」として生検されてきた場合，虚血性変化の立ち枯れ壊死のように，組織像からも病態を推測することが可能な疾患は他にありますか？

:もちろんなくはないさ．これは，理子先生に調べてくるようにいっておいたので，理子先生のレクチャーで扱ってもらおうと思う．理子先生，お願いするね．

:承知しました．

:よろしくお願いします．

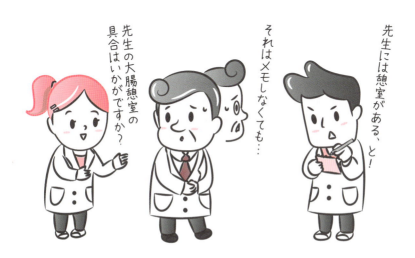

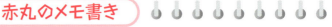

赤丸のメモ書き

- 虚血：末梢の組織への血流が不足する状態
  [原因] 血管の閉塞，狭窄，出血，脱水による循環血液量の低下，神経刺激による血管の攣縮や反対に拡張，動脈硬化など血流の物理的減少など
- 貧血：局所の組織に酸素を届けるためのヘモグロビン量が不足した状態
- 虚血性腸炎：
  ① S状結腸〜下行結腸に多い
  ② 臨床経過から一過性型，狭窄型，壊死型に分類される
  ③ 高齢（60歳前後）の女性に好発
  ④ 大腸粘膜の虚血により，突然の腹痛と下痢・下血で発症
  ⑤ 動脈硬化や血流低下をきたす基礎疾患を持つ人に発症しやすい
  ⑥ 病理像：びらん状で肉芽組織の増生や上皮の再生性変化がみられる
  腺管上皮の立ち枯れ壊死，出血，フィブリン析出・沈着など

理子から一言

虚血性腸炎に限らず，非腫瘍性疾患について病理組織のみから診断をつけるのは難しい場合が少なくありません．その際，臨床情報を集めるのは当然ですが，やはりその疾患の病態を考えるのが重要だと改めて思いました．

第9日目 理子のちょっと背伸びレクチャー

「病理所見から見た腸病変」

　生検標本で特異的所見が見つかることはそれほど多くありませんが，病理組織所見から，ある特定の病態を推測することができるものがあります．そんな病理所見を集めてみました（表）．ここでも山向先生には，なぜそういう組織像を示すのかと常に病態を考えながら見るようにいわれました．みなさんもぜひ，病態を考えながら病理像を観察してください．

表：病理組織所見から推測される病変・疾患

病理組織所見	病変・疾患
腺管上皮の立ち枯れ壊死	虚血性腸炎
膠原線維束（collagen band）	膠原性腸炎
粘膜固有層内の線維筋増生	粘膜脱症候群
アミロイド沈着	アミロイドーシス
類上皮肉芽腫	クローン病，結核
静脈壁の肥厚，石灰化	特発性腸間膜静脈硬化症
粘膜上皮表面の帯状の菌付着	腸管スピロヘータ
壊死と原虫	赤痢アメーバ
陰窩炎・陰窩膿瘍	潰瘍性大腸炎（UC）
びまん性活動性炎症	細菌性腸炎
線維筋症	粘膜脱症候群
リンパ上皮病巣（LEL）	MALTリンパ腫

第10日目
生検標本からどこまで病態に迫れるか？
～クローン病

Gastrointestinal Pathology

今日の症例

41歳，男性．4年前に血便で発症し，近医で潰瘍性大腸炎と診断されたが，病変が横行結腸を中心としており，直腸からの連続性もなく，非典型的とされていた．2ヵ月前から発熱，下痢などの症状あり，精査加療目的に来院．大腸内視鏡では，横行結腸に縦走潰瘍を伴う狭窄があり，S状結腸には微小発赤部が散在していた．横行結腸およびS状結腸から生検された．

病理所見の提示

・検体は，横行結腸（3個），およびS状結腸（1個）の生検検体です．

・#1～#3の横行結腸からの生検標本は，いずれもびらん状の粘膜で，残存腺管は再生性です．間質には，中等度の混合性炎症細胞浸潤が見られ，一部，腺管上皮内にも見られます（陰窩炎）．標本#2には，小さな類上皮肉芽腫が認められます．

・#4はS状結腸から採取された検体の標本です．炎症所見は横行結腸粘膜に比べて軽度です．陰窩炎や類上皮肉芽腫は認められません．

・以上，内視鏡所見，横行結腸とS状結腸の病理像の違いと肉芽腫の存在などより，クローン病が示唆されると考えました．

:以前（☞前書第12日目，p.90参照），潰瘍性大腸炎（ulcerative colitis：UC）について話したときには肉眼像も含め，切除標本で説明したんだが，今日は炎症性腸疾患（inflammatory bowel disease：IBD）を疑う生検標本ということなので，それに合わせて，生検標本からIBDを考えてみようかと思う．また，前回はほとんどクローン病について話す機会がなかったので，その辺についても少し触れようと思う．

:生検標本から見たIBDとは，どういうことですか？

:生検標本に観察される所見だけからIBDと診断するのは難しいことが多いよね．

:はい，以前にも山向先生からそう教わりましたし，実際そのように思います．

:もちろんそれは承知のうえで，生検標本からどこまで内視鏡像や臨床像に迫れるか，どこまで想像できるか，というようなことをやってみようと思う．病理版「推理小説」みたいな感じかな．

:なんだか面白そうですね．

:何といってもイメージ力が重要なので，夢見がちな赤丸先生には向いているかもしれないね．まあ，イメージ力と妄想力とは少しずれるが．

:赤丸先生は夢見がちではなく，いつも「夢見ごこち」だと思います，って冗談ですけど（笑）．

:理子先生こそ「夢見る乙女」な感じがしますから，向いてるかもしれませんよ．

:まあまあ，その辺は二人で勝手にやってくれ．

推理（イメージ）はやはりコントロールから

:では，はじめよう．イメージ力とはいったが，もちろん何の拠り所もない状態では，推理もイメージもできない．なので拠り所が必要なのだが，それは何かな，理子先生？

:拠り所といえばコントロール．つまり組織でいえば正常組織像ですね？ただ，腸の組織像はそれほど複雑でもないですし，腫瘍ならまだしも，それで炎症性病変が見分けられたりするのでしょうか？

:いいコメントだ．でも，見方によってとても大切になるし，拠り所として役

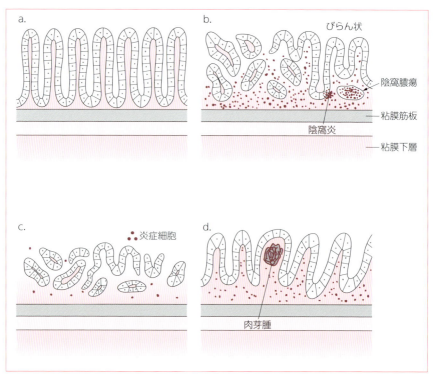

図1：大腸粘膜の変化
a：正常．陰窩は粘膜面に対して垂直であり，他の陰窩に対して平行に走行し，最深部は粘膜筋板にほぼ接している
b：UC（活動期）．陰窩底部を主体に，炎症細胞浸潤が目立ち，陰窩のねじれを伴う．陰窩炎，陰窩膿瘍（→）
c：UC（寛解期）．炎症細胞浸潤は弱まるが，ねじれた再生陰窩は残る．粘膜は全体に萎縮
d：クローン病．陰窩の変形などは UC より弱い．類上皮肉芽腫の出現を見る

にも立つ．では，ここで赤丸先生に質問だ．

:はい，何でしょう？

:ここに大腸粘膜の模式図がある（図1a〜d）．このなかで，どれが正常かわかるかな？

:それは，図1a に決まっています．

:正解！

:褒められている気がしませんが，まあ，いっか….

😊：では，なぜこれが正解なのか説明してくれる？

😮：えっ，これも当然だと思いますが，陰窩がきれいに揃っているので．

😊：もっと具体的にいえる，理子先生？

😊：はい，陰窩が粘膜面に対してまっすぐ垂直にあり，陰窩同士は並行で，分布や大きさもほぼ均等です．あとは，他の図と比べて気づいたのですが，陰窩の最下端というか底部が粘膜筋板にほぼ接しているのも正常だからだと思います．

😊：なかなかいいね．

右と左で異なる粘膜像

😊：今の理子先生の説明のなかに，IBD を診断するときのポイントがいくつか含まれていたね．図1a 以外の図で，異常な所見を取り出すと，陰窩の配列，分布が不均一，不整で，形状もバラバラで，粘膜筋板から間を置いているものもある．こういう異常所見がなぜ生じるかといえば，おそらくは，陰窩の破壊と再生の繰り返しの結果だろうと想像される．つまり，急性の変化というより，持続的，慢性的な機序が働いているのではないか，というふうに実際の生検標本を見て考えてみるわけだ．

😊：だんだん山向先生がおっしゃろうとしていることがわかってきました．

😊：あと，これは意外に意識していないかも知れないが，腺管上皮に混在する杯細胞は，右側の結腸には少なく，直腸に向かって増加する．好酸球は，小腸や右結腸には比較的多く，直腸ではほとんど見られない．パネート細胞が小腸に見られることは知っているだろうが，右側結腸にも見られうることを知っておくとよい．炎症が持続すれば，粘膜全体に萎縮が生じ，パネート細胞化生が左側結腸でも見られるようになる（図2）．

😊：トリビアみたいな話ばかりですね．

😊：結腸の部位での粘膜像の違いまでは考えて見ていませんでした．次に見るのが楽しみになります．

炎症の際の目のつけどころ

😊：では，たとえば直腸生検標本を観察しているとして，そこには所見が乏しいとする．その場合，もし，UC の治療などがなされていないということであれば，

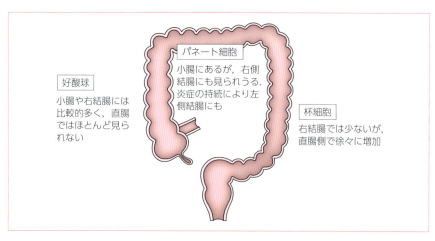

図２：正常大腸組織の概要図

UCは考えにくくなる．UCで治療が入っていれば，病変が不連続な場合もあるので注意せにゃいかんわけだけどね．

:メモることがたくさんで追いつけません．

:そんな赤丸先生にまた質問だ．大腸の生検標本を見ると，炎症細胞浸潤を伴った粘膜だ．さて，そこで何を見なければならないのか？

:えっ？ 炎症細胞の種類ですか？

:そうだね．それもある．通常，好中球はみられないので，もし見られたら異常ということになる．IBDに直結するわけではないが，UCでは好酸球の浸潤も伴っていることが多いが，難治性やステロイド抵抗性症例では乏しいといわれている．そしてUCにおける炎症の主座は陰窩底部にあるということも重要で，この深部に形質細胞浸潤（basal plasmacytosis）が目立つと，陰窩の"ねじれ"といわれる形態異常があると，かなりUCが疑われることになる．

:確かに，だんだん，生検所見からIBDに迫ってきましたね．

:生検標本で，陰窩をきれいな平行割で見られることは少ないかもしれないが，たとえば感染性の腸炎では，粘膜表層寄りに炎症細胞が多い傾向にあるので，こういう炎症所見の分布にも注意して見てみるとよいだろう．繰り返しになるが，UCは深部寄りに炎症が強く，結果として陰窩と粘膜筋板が開離することになる．

クローン病を見るときには

😊：クローン病の診断に役立つ所見には，どんなものがありますか？

😄：クローン病では，消化管のどの部位にも病変が生じうるのだが，終末回腸から右側結腸にかけて病変が見られることが多い．どうも，リンパ管が豊富な部位に多く発生するのではないかと考えられている．そして，スキップ病変を作ることは知っているだろうが，こういう所見が病理診断の申込書などに内視鏡所見として書かれていれば参考になる．ただ，注意しないといけないのは，クローン病は全層性病変なので，内視鏡的に観察される粘膜の寛解がクローン病の真の寛解状態と一致しない場合がある．また，クローン病はUCほど粘膜びらんを起こさない．

😊：だいぶクローン病の病態と組織像も結びついてきたように思います．

😄：さて，これまで説明してきたUCとクローン病の特徴を把握したうえで，IBD疑いの生検標本を見るときの目のつけ所をまとめるとどうなるかな？

😅：え，えーと….

😄：やはりここは先輩の理子先生にお願いするか．

😊：はい，ぜひ．

😊：わかりました．まずは，申込書でどこから採取された検体かを確認してから観察をはじめ，生検観察の基本にも立ち返り，粘膜筋板が採取された検体かを見ます．そして陰窩の配列，分布，形状の不整さ，杯細胞の多寡，パネート細胞の有無などを観察して，上皮の破壊・再生の具合を見ることで慢性的な病変かそうでないかを見ます．また，同時に浸潤細胞の種類と分布を見て，特に陰窩の底部で形質細胞が多いようならUCの可能性が増します．あとは，肉芽腫の有無，活動性炎症を示す陰窩炎，陰窩膿瘍の有無なども見る，あとは….

😄：まあ，そんなところでよいだろう．あとは，これら以外の所見が見られたときに，各論的に病態を考えていけばよいのではないかと思う．

😅：復習しないと消化不良です．

😄：そのとおり，よーく消化できるように腸も労ってあげることだ．

😊：はい，わたくしもスッキリお腹美人に憧れていますので（^^）．

😄：どうも，話がずれてきたのでこの辺にしよう．

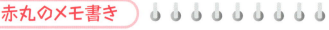

赤丸のメモ書き

- 正常大腸粘膜の組織像:
  ①分布，大きさがほぼ均等な陰窩同士が，平行に垂直に伸び，下端が粘膜筋板にほぼ接する
  ②杯細胞：右側結腸には少なく，直腸に向かって増加
  ③好酸球：小腸や右結腸には比較的多く，直腸ではほとんど見られない
  ④パネート細胞：右側結腸にも見られる
- クローン病を見るときのポイント：
  ①消化管のどの部位にも病変が生じうるが，終末回腸から右側結腸に多い
  ②スキップ病変を作る
  ③内視鏡的に観察される粘膜の寛解がクローン病の真の寛解状態と一致しない場合がある
  ④クローン病は UC ほど粘膜びらんを起こさない
- IBD 疑いの生検標本を見るときのポイント：
  ①検体採取部位を確認してから観察．粘膜筋板が採取された検体か
  ②陰窩の配列，分布，形状の不整さ，杯細胞の多寡，パネート細胞の有無などを観察（慢性的な病変か否かの判断）
  ③浸潤細胞の種類と分布（陰窩の底部で形質細胞が多いと UC の可能性）
  ④肉芽腫の有無，陰窩炎，陰窩膿瘍の有無など

理子から一言

今日の山向先生の話を聞きながら思ったのは，結局，それぞれの疾患の病態を理解していないと，小さな生検標本から全体像をイメージすることなんて，とてもできないということです．やはり基本が大事です！

第10日目 理子のちょっと背伸びレクチャー

「肉芽腫病変」

　消化器の肉芽腫病変には全身性の肉芽腫疾患の消化器病変として見られる場合と，消化器に特有の肉芽腫病変とがあります．その概略を表にまとめてみました．組織像から病態を考えるヒントにしてください．

表：消化器に見られる代表的肉芽腫病変

	結核	サルコイドーシス	クローン病	原発性胆汁性胆管炎（PBC）	異物肉芽腫
肉芽腫の大きさ	大（融合，拡大）	大（融合，拡大）	小	小	さまざま
壊死を伴う	＋	－	－	－	－
多核巨細胞	＋＋ ラングハンス型	＋＋ 星状体（asteroid bodies）	＋	－/＋	＋ 異物型
肉芽腫周辺の炎症細胞の囲み	リンパ球，形質細胞が分布	リンパ球，形質細胞が分布	あってもわずか	目立たない（肉芽腫との関連は不明瞭）	さまざま

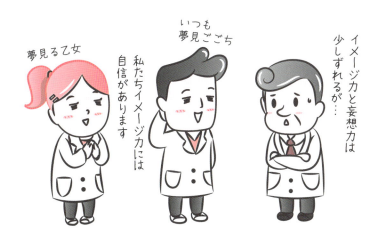

第11日目
潰瘍性大腸炎の経過では発癌に注意！
~ UC 関連大腸癌

Gastrointestinal Pathology

今日の症例

39歳，男性．4年前に下血があり，大腸内視鏡検査で潰瘍性大腸炎と診断された．それ以降，薬物療法により寛解状態が維持されていた．6ヵ月前，S状結腸境界部近傍に側方発育型腫瘍を指摘された（病理診断は中等度～高度異型を伴う管状絨毛腺腫）．その後，直腸にびらん，浮腫，易出血性があり，活動期潰瘍性大腸炎と診断され，薬物療法を開始．大腸内視鏡の再検で，S状結腸の他，下行結腸や直腸にも複数の異形成病変を認め，大腸全摘術が行われた．

病理所見の提示

- 大腸全摘検体です．
- 上行結腸は粘膜ひだも保たれており UC による変化は乏しいようです．
- 横行結腸から下行結腸にかけては，粘膜ひだの平坦化が生じており，組織学的にも粘膜内には形質細胞，好酸球主体の炎症細胞浸潤が目立ち，所々で上皮が剥離しています．
- 下行結腸下部からS状結腸には平坦化に加えて出血と狭窄が確認されます．
- 下行結腸下部には最長 1 cm 長の異形成病変に加えて，粘膜内癌病変も認められます．
- 直腸には隆起部のみならず平坦な部位を含めて広範に異形成病変が確認され，そのなかには異形成病変の範疇を越え，悪性（腺癌）といえる像も散在性に認められます．
- 以上をまとめますと，UC による慢性的な炎症を背景に，随所に異形成病変があり，そのなかに粘膜内癌の発生が見られ，UC 関連の発癌と考えられる症例です．

最終組織診断
- Multiple adenocarcinoma derived from dysplasia of the colon and rectum with ulcerative colitis, pTis (M), ly0, v0, pPM0, pDM1.

:やはり潰瘍性大腸炎（UC）に出てくる癌なので，患者さんは比較的若いですね．

:そうなると，UCのフォロー，癌の治療時期やその後のUCのフォローまで，問題も複雑になりますね．

:どちらもそれなりに長期の闘いになるからね．

:実は自分の友人にもUCの奴がいて，結構苦しんでいるようで，そうこうしている内に，癌でも見つかったら，またいろいろ大変だろうなって…．

:今日はなかなか神妙な導入になったが，そういう患者のために病理医ができることは，いかに的確な病状評価ができるか，ということと癌の芽，つまり異形成上皮を見落とさないようにするくらいだが，せめてそこはしっかりいこう．

:はい．そうですね．

:よろしくお願いします．

UCにはどれくらい癌が合併してくるのか？

:UCの話は以前もしたが（☞ **前書第12日目, p.90参照**），今回は，この症例を参考にUC関連の異形成や発癌について考えてみようと思う．

:UCに癌が発生するというのは学生のときに覚えたんですが，実際どんなものなんですか？

:それを今赤丸先生に聞こうとしていたんだが，先手を打たれたな（笑）．

:では，私が調べてきましたので紹介します．欧米諸国の調査では，累積癌発生率はUCを発症してから10年で2.1%，20年で8.5%，30年で17.8%[1]と書かれていました．日本からの報告ではそれより若干低いようで，同様に発症10年で0.5%，20年で4.1%，30年で6.1%でした[2]．

:やはりUCの罹患期間が長くなると癌の発生は増えるということですね．

:そうだね．だからUCは病勢をコントロールしながら，ずっと見ていかないといけないんだ．
　罹患期間の長さ以外にもいくつかの危険因子が報告されている．知っているかな？

:え，難しいですね．罹患期間だけじゃないとすると，炎症の強さとかでしょ

第11日目

潰瘍性大腸炎の経過では発癌に注意！

うか？

:報告を見ると，罹患期間以外に病変の範囲が広いものが高いようだ．また他には，原発性硬化性胆管炎の合併，逆流性回腸炎や大腸癌の家族歴なども報告されているが，見解は一定しないようだね．理子先生がいってくれた炎症の強さも確かに発癌に関与する可能性があるが，なかなか統計を取るのが難しいのか詳細はわからない．

:今回の患者さんは，発症から4年で多発性に癌が見られていて，何か他の要因があるのかもしれませんね．もう一度カルテを調べてみます．

:いい心がけだ．

UC における dysplasia の意義とは？

:さて，次は，UC からの発癌過程に関連した重要な病理所見について見ていこう．

:異形成（dysplasia）についてですね．

:そのとおり．今回の症例も，癌の周囲に異形成を伴っているようだし，癌とは離れたところにも異形成が見られる．

:はい．私もそのような所見から，この患者さんの癌は UC に関連して生じた癌つまり colitic cancer といってよいのではないかと考えました．

:おそらく UC を背景に多中心性に異形成が生じ，そのなかの一部が癌化したものと考えられる．つまり，UC からの発癌には dysplasia-carcinoma sequence が見られるようだ．もう一つ重要なのは，この異形成には grade があり，その組織異型性により low grade と high grade に分けられていることだ（Riddell の分類）[3]．また，厚生省の研究班は UC-I から IIa，IIb，III，IVに分類している（表 1）[4]．

:この異型度って，オレにはどこからが high grade なのかよくわかりません．また，内視鏡の先生にいわれて p53 を染めてみたら，大して異型がないようなところがびっしり陽性を示したりして，ますますわからなくなりました．

:赤丸先生も少しは自分で疑問をもつようになったようだな．

:まだ自分，評価低いっすね．

表 1：UC における異型上皮の病理組織分類

	厚生省研究班（当時）	Riddell の分類
UC-Ⅰ	炎症性変化	negative
UC-Ⅱ	炎症性か腫瘍性か判定に迷う変化	indefine
UC-Ⅱa	炎症性変化がより疑われるもの	probably negative unknown
UC-Ⅱb	腫瘍性変化がより疑われるもの	probably negative positive for dysplasia
UC-Ⅲ	腫瘍性変化であるが，癌とは判定できないもの	low-grade dysplasia
UC-Ⅳ	癌	high-grade dysplasia

1）Riddell RH, et al：Hum Pathol 14：931-968, 1983
2）武藤徹一郎，他：日本大腸肛門病会誌 47：547-551, 1994
［1），2）を参考に作成］

🧑‍🦰：大丈夫，山向先生は，ときどきそういって楽しんでいるんだから．

🧑：いや，楽しんでいるわけではない．いつも思ったとおりいっているにすぎない．今のも，赤丸先生に成長を感じたといっただけだ．

🧑：あれ，褒められてたんですか．

🧑：そんなに褒めているわけでもない．めんどくさいから，あとは理子先生，フォローを頼む．

colitic cancer の遺伝子異常

🧑‍🦰：本題に戻っていいですか？

🧑：もちろん．

🧑‍🦰：UC のときは異形成という用語を使うのは，通常の腺腫や癌との違いを示すうえでもよいと思うのですが，何かたとえば通常の大腸腺腫との違いは，遺伝子異常なども含めわかっているのでしょうか？

🧑：最近の網羅的ゲノム解析結果では，colitic cancer では *APC* の変異が15%と少なく，*TP53* は66%，*RNF43* は11%と報告されている[5]．これは確かに通常の大腸癌とは異なる変異であり注目されているようだ．特に，*RNF43* の遺伝子変異は IBD の病悩期間や重症度と相関しており，*APC* の遺伝子変異は IBD の病悩期間や重症度と逆相関していたということだ．

🧑‍🦰：やっぱり遺伝子異常も違うんですね（図 1）．

第11日目

潰瘍性大腸炎の経過では発癌に注意！

83

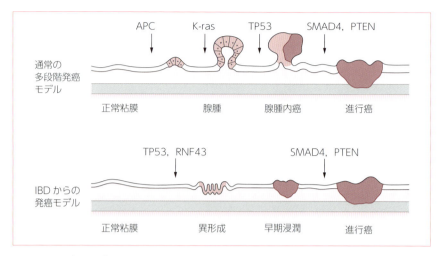

図1：大腸癌の発癌モデル

👨:じゃあ，*RNF43* とか *APC* の変異を調べれば，UC 関連か否かある程度わかる可能性がありますね．

👩:免染でもわかるようになるといいですね．

👨:そうだね．

異形成の病理組織学的評価

👨:病理組織上の違いについても，もう少し教えてください．UC の患者さんに，たまたま管状腺腫が見られることもあると思いますが，病理学的には，UC 関連の異型上皮を伴った隆起性病変とは区別できるのでしょうか？

👨:なかなかよい質問だ．UC 病変が見られる大腸に生じたものはすべて，UC 関連病変とする意見もあるが，そういってしまうのはやや乱暴な気もする．赤丸先生がいうように，たまたま通常の管状腺腫ができても不思議はないからね．先ほどはゲノム解析の報告から話したが，UC 関連の異形成には，比較的高率に *p53* の異常が見られる．一方，管状腺腫には免疫組織学的に p53 が強陽性を示すことはほとんどないので，免染所見も参考になる．

👨:なるほど．

colitic cancer の病理診断で重要なこと

:colitic cancer を考えたときに，病理診断上，重要なことをもう一度整理してもらえると助かるのですが….

:理子先生，お呼びだぞ．

:生検の場合ですか？　切除標本上ですか？

:できればどちらも．

:共通していることも多いと思いますが，生検の場合は，まず，周辺の腸粘膜の所見がUCとして矛盾しないか，ということを確かめる必要があると思います．炎症細胞浸潤があることは当然ですが，その種類や部位などにも注意し，腺管に再生性変化が目立ち，ねじれなどの形態異常があるか，またこれは炎症の活動性によるものであり，必須ではありませんが陰窩膿瘍や陰窩炎があるか，などです（☞ 本書第10日目，p.74 参照）．手術標本なら，やはり病変の分布が一番重要ではないでしょうか？

:そう，IBD の病理像は，前回やったばかりだから赤丸先生も覚えているだろう．

:はい，ある程度．それで，このような UC 病変があり，その領域内に異形成や癌が発生したと考えられる場合，UCとの関連を考えるということでよいですね．

:それでよいと思います．

:colitic cancer 自体の病理学的特徴ってありますか？　つまり，通常の大腸癌とは少し特徴が違うところなどは？

:進行癌になってしまったものは，そんなに違いはないようです．今回の症例のように，異形成病変が多発していたり，それとの連続性が確認できれば，関連性をより強く示していることになると思います．

:また，先ほど話したように周辺粘膜も含めた p53 の免染も役に立つ場合がある．colitic cancer や周囲の異形成には強陽性を示すことが多いのでね．

:ありがとうございました！　帰って復習します．

:なに？　まだ就業時間内だろ．

第11日目　潰瘍性大腸炎の経過では発癌に注意！

■文献
1) Eaden JA, et al：Gut 48：526-535, 2001
2) Hata K, et al：Br J Cancer 89：1232-1236, 2003
3) Riddell RH, et al：Hum Pathol 14：931-968, 1983
4) 武藤徹一郎, 他：日本大腸肛門病会誌 47：547-551, 1994
5) Fujita M, et al：Oncotarget 9：969-981, 2017

 赤丸のメモ書き

・UCに癌が合併する率：
　①UC発症から10年で0.5〜2.1%，20年で4.1〜8.5%，30年で6.1〜17.8%
　②日本の方が欧米に比べ癌の合併率は低い
・危険因子：罹患期間が長いもの，病変の範囲が広いもの
・UCからの発癌：dysplasia-carcinoma sequence
・異形成のgrade：
　①low grade/high grade（Riddellの分類）
　②UC-Ⅰ，Ⅱa，Ⅱb，Ⅲ，Ⅳ（厚生省研究班）
・colitic cancerの遺伝子異常：
　①APCの変異が少なく（15%），TP53は66%，RNF43は11%
　②RNF43の遺伝子変異はIBDの病悩期間や重症度と相関
　③APCの遺伝子変異はIBDの病悩期間や重症度と逆相関

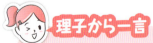 理子から一言

UCの患者さんが増えていることは明らかですので，今後のcolitic cancer患者数の動向などにも注意して見ていきたいと思いました．

第11日目　理子のちょっと背伸びレクチャー

「顕微鏡的腸炎（microscopic colitis）とは？」

　慢性的な腸炎症状が見られる患者の病理検体の申込書に，「顕微鏡的腸炎（microscopic colitis）疑い」と書かれていることがあります．最初に見たときは，顕微鏡所見が見られる腸炎の総称かと勘違いしていましたが，調べてみるとちゃんとした定義がありましたので，その疾患概念を紹介します．

　microscopic colitis（MC）は，消化管吸収機能異常を呈し，慢性的（1ヵ月以上）な水様下痢を主徴とする原因不明の腸疾患で，病理学的特徴によって，膠原線維の蓄積を特徴とする collagenous colitis（CC）と上皮への炎症細胞浸潤を特徴とする lymphocytic colitis（LC）に分けられています．

　CC は，Lindström が 1976 年に提唱した概念で，生検標本において，腸上皮基底膜直下に特徴的な厚い膠原線維束（collagenous band）を認めるものです．膠原線維束の厚さは，10μm 以上が一つの基準となっています．膠原線維束は，大腸にびまん性に見られるものではなく，また S 状結腸や直腸よりその口側の大腸の方が厚みが強いなど，生検診断のための組織採取は，1ヵ所だけでなく複数箇所から採取する必要があります．ただ，当初は内視鏡的に異常がないとされていましたが，最近では 8 割の症例で発赤，血管異常，縦走潰瘍ほか，の内視鏡所見が見られるといわれています．

　LC は Read らが 1980 年に提唱したもので，病理組織学的には粘膜固有層に慢性炎症性細胞浸潤，上皮内リンパ球（intraepithelial lymphocytes：IEL）数の増加（正常時では上皮 100 個中 IEL が 7 個以下），表層上皮の傷害（上皮の平坦化，剥離・消失）などが認められます．

　MC の原因は，自己免疫，胆汁代謝異常，感染症，薬剤などが挙げられ，まだ不明確ですが，日本では薬剤が多いのではないかと考えられています．

第11日目　潰瘍性大腸炎の経過では発癌に注意！

第12日目
直腸・肛門の病変をおさらいしよう
～粘膜脱症候群（MPS）

今日の症例

25歳，男性．2年前から排便回数が多くなり，しばらく持続していた．今回，下血も認められるようになり近医受診．大腸内視鏡で，直腸に不整形の隆起性病変を認めた．その後当院来院．入院時血液検査にて，著明な貧血を認めた．大腸内視鏡で，直腸の全周性の比較的軟らかい隆起性病変を認め，その一部を切除して病理検体として提出された．その後も直腸の隆起性病変は数回再発を繰り返し，その度に経内視鏡的切除術が施行され，その結果，自覚症状，貧血は改善した．

病理所見の提示

- 直腸生検標本です．粘膜筋板も見られます．
- 腺管は再生性で，一部形状も不整，不明瞭な幼弱な再生腺管も見られます．
- 間質は粘膜表層部で，膠原線維増生，小血管増生および平滑筋の増生もうかがわれ，硝子様を示しています．
- 別の組織片には，腺管自体が密在性を増しており，胞体に粘液を有した明るい細胞からなる過形成性腺管が見られます．
- 以上，鋸歯状腺管の増生はなく，幼若な再生腺管や間質における線維組織・筋組織の増生が見られることから，粘膜脱症候群が示唆される組織像といえます．

:電車のドアとかに貼ってある小さな広告には，相変わらず「肛門科」クリニックのものって多いね．

:週刊誌の小さな広告にもよくあります．「しも」の悩みを抱えている人も結構多いんだろうなと思ったことがあります．

:へー，そうなんですか．

:美容・ダイエット系とか，ハゲ関係，夜の悩みも週刊誌にはあふれていますよ．

:さすが赤丸君，よく知ってるな．そういう悩みは今度こっそり赤丸先生に相談することにしよう，って冗談だが，そういう悩みは，なかなか病院にもいきそびれたりすることが多いのではと想像されるね．

:…．

:この患者さんも下血が現れてようやく病院に行っているようだが，検査をすると，予想以上に派手なのが特徴なんだよね，この病変は．だから，反対に過剰診断や過剰治療にも注意すべき疾患である．

:ようやく学問的になってきたので，参加します（笑）．

:ごめんごめん．つい，赤丸先生の話にのってしまって．

:もともと山向先生の話が先だったと思いますけど．ま，結局，私が悪者ということで…．

直腸・肛門周辺の病変を概観する

:今日は，粘膜脱症候群（mucosal prolapse syndrome：MPS）の症例なので，直腸，肛門周辺の病変を少しまとめてレビューしておきたいと思う．

:確かに直腸や肛門の病変は，臨床的には多いのでしょうが，病理部門が関与しそうな病変は直腸癌の他は，あまり経験もありませんし，例が浮かびません．

:内痔核は外科ローテーションのとき，手術に入りました．

:そこで表1に羅列してみたよ．二人がいうように，それほど多いわけではないし，病理学的な診断を要すものも多くはないが，悪性病変と見間違ったり見落としてしまう可能性があるものも含まれているので，その辺を中心に見ていこう．

:痔核，痔瘻，裂肛，直腸脱は，さすがに悪性と間違うことはないですね．と

第12日目
直腸・肛門の病変をおさらいしよう

89

表 1：直腸・肛門の病変

直腸	肛門
粘膜脱症候群（MPS）	内痔（痔核，痔瘻，裂肛）
直腸扁桃	直腸脱
潰瘍性大腸炎（UC）	肛門ポリープ
クローン病	外痔
カルチノイド	コンジローマ
悪性リンパ腫	肛門周囲膿瘍
過形成ポリープ	肛門管癌
腺腫	肛門狭窄
大腸癌	肛門管癌

なると…，「直腸扁桃」って何ですか？

🧑：これは悪性リンパ腫と間違えられやすい直腸の良性病変だ．以前，消化管原発悪性リンパ腫の約 15％が大腸に生じる（☞ **本書第 8 日目，p.58 参照**）という話をしたと思うが，このなかでは，リンパ組織が発達している盲腸（回盲部ふくむ）が 7 割，直腸肛門部が 2 割という頻度になっている．

👩："一見リンパ腫に見えるような直腸病変には注意しろ"ということですね．

🧑：ただ，反対に，それを知っていたがために，本当のリンパ腫を直腸扁桃だろうと流してしまうことも避けなければならない病変だ．

🧒：げげっ．じゃあ，知ってなきゃよかったという感じもしますね．

🧑：知っている方がいいのに決まっているが，それをちゃんと自分のものにしておかねばならないということだ．

粘膜脱症候群（MPS）の成り立ち

🧑：さて，いよいよ MPS だが，この病変は同義語や類義語が多いので，まず注意する必要がある．MPS は，1983 年の Du Boulay ら[1]によるものでよく使われるが，直腸孤立性潰瘍症候群（solitary ulcer syndrome of the rectum），炎症性総排出腔ポリープ（inflammatory cloacogenic polyp：ICP），限局性深在性嚢胞性大腸炎（localized colitis cystica profunda：CCP）などもほぼ同様の病変を指すようだ．

🧒：潰瘍とポリープじゃ，全然違う病変みたいですね．

🧑：理子先生，MPS の定義はどうなっている？

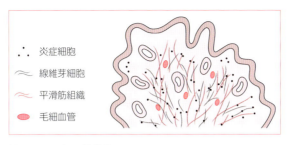

図1：MPSの組織像

👧：はい，調べたところ，「粘膜脱出に起因する機序で直腸に好発し，粘膜固有層の血管増生や線維筋症などの組織所見を特徴とする疾患群」[1]と書かれていました．正直，わかったようなわからないようなですが．

👨：少し説明を補足すると，「粘膜脱出に起因する機序」とは，排便時の過度のいきみや長時間にわたる排便の習慣化によって粘膜の脱出が繰り返されるような状況を意味する．これなら直腸に好発するのも理解できるだろう．ただ，この病態の原因は多元的であるとも考えられ，その意味で病名に症候群の名がつけられたらしい．

👦：へー．

👨：次に，なぜ「粘膜固有層の血管増生や線維筋症など」が生じるかということだが，これは，粘膜脱出によって粘膜は慢性の断続的な虚血状態に陥っていると考えられる．それで，それに反応して間質の毛細血管や線維芽細胞が増生したり，平滑筋細胞の増生が生じ，結果として線維筋症が生じると考えられる（図1）．

👧：なるほど，刺激の持続とそれに対する反応性病変と理解すればよいのですね．

👨：それでよいと思う．排便習慣を改善するだけで病変が自然消退することも少なくないようだからね．

👦：へー，そんなんですか．

👨：患者は赤丸先生のような若い男性が多い．

👦：何も自分を引き合いに出さなくても…．

👨：「明日はわが身」と思って調べると身につきかたも違うだろうからね．私は，常にそうだ（笑）．

👧：以前もそんなことおっしゃってましたね（笑）．

👦：そこ，笑えないっす．

癌と間違われやすい MPS

👦：理子先生．病変の臨床病理学的特徴について，追加することはないかな．

👧：はい．好発部位としては直腸前壁で，先ほどの同義語が多いことにも通じると思われますが，内視鏡的には，「隆起型」，「平坦型」，「潰瘍型」などに分けられています．

👦：そうだね．これらの内視鏡像は，癌の肉眼型のようにそういうタイプがあるというより，経時的な病変の変化と捉えることができると思う．最初は病変は平坦型にはじまる．ただ，歯状線の近くでは全層性の粘膜脱は起こらないので，反応性に粘膜の過形成が生じることになり隆起性病変へと変化していく．また，それより口側では全層性の粘膜脱が生じ潰瘍型になっていくという流れだ．解剖学的な直腸，肛門部の特徴を考えると理解しやすいだろう（図2）．

👧：教科書には MPS は癌と誤診されることがあると書いてありましたが，それはその反応性の過形成が癌に間違われやすいということですね？

👦：それも間違われる原因の一つで，内視鏡所見の派手さも相まって過大評価されることがあるようだ．また，先ほども話した，線維筋症といわれる線維や平滑筋の増生が癌の desmoplastic reaction と間違えられることや，CCP といわ

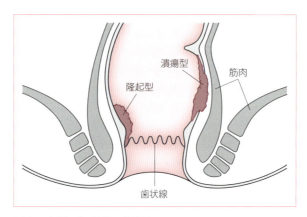

図2：直腸・肛門部の解剖と MPS

れることもあるように，深部に拡張腺管や間質への粘液貯留などを認めることがあり，これらが癌の浸潤と間違えられることがあるようだ．

😊：なるほど，内視鏡所見は参考になりますが，それに引っ張られ過ぎたり，先入観をもちすぎて見てしまうことも誤診に繋がりそうですね．私も気をつけなくちゃ．

😊：病理医が間違えてしまうと，内視鏡診断にお墨付きをつけてしまうことになり，大きな手術が行われたりしかねないから危ないね．

MPS に似た病変

😊：もし，年齢と性別の他に何も情報がなくて，生検標本だけを見た場合には，どういう病変を鑑別に挙げればよいのでしょうか？

😊：生検標本だけでは「hyperplastic rectal mucosa」とか「inflamed and regenerative rectal mucosa」というような所見診断にならざるを得ないことが多いのだが，生検標本からの鑑別疾患を挙げるとすれば，若年性ポリープ，過誤腫性ポリープ，絨毛状腺腫，CAP ポリポーシス，憩室症，炎症性腸疾患，放射線性腸炎などの一部か，というところだろうか．

😊：結構たくさんありますね．

😊：要は，炎症細胞浸潤を伴った肉芽組織や反応性上皮を見るものが鑑別に挙がるということで，実際には，これらのなかには臨床情報があれば容易に鑑別できるものもある．

😊：このなかで，CAP ポリポーシスというのははじめて聞きましたが，どういうものでしょうか？　CAP って何の略なのでしょうか？

😊：いや「CAP」は略語ではなくて，そのまんま「キャップ」つまり帽子を意味する．何が帽子に見えるかというと，膿性滲出物なんだが，これがポリープ状の隆起のうえに見られるのでそうよばれるようだ．そのポリープ状の隆起の本態は非腫瘍性病変であり，要は炎症性ポリープのうえに帽子のように器質化しつつあるような滲出物（白苔）が付着しているというわけだ．直腸，S 状結腸に多発する特異な炎症性ポリープということで，1985 年に Williams らによって提唱されている．この病変も炎症所見や線維筋症を伴うことが多いなど MPS は類似したところがあり，MPS と同様に，下部大腸の粘膜脱や運動機能異常の関与が示唆

第12日目

直腸・肛門の病変をおさらいしよう

93

されている．

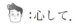：MPSについては大体わかったと思うので，今日はここまでとしたい．毎日の規則正しい生活習慣をわれわれも身につけよう，特に赤丸先生．

：心して．

■文献
1) du Boulay CE, et al：J Clin Pathol 36：1264-1268, 1983

 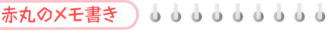

赤丸のメモ書き

・粘膜脱症候群（MPS）：
　粘膜脱出に起因する機序で直腸に好発し，粘膜固有層の血管増生や線維筋症などの組織所見を特徴とする疾患群

・MPSの同義語：
　直腸孤立性潰瘍症候群，炎症性総排出腔ポリープ（ICP），限局性深在性囊胞性大腸炎（CCP）

・MPSの病理像：
　腺管は幼若なものも含む再生腺管や過形成腺管．間質には毛細血管，線維芽細胞や平滑筋細胞の増生が生じ，結果として線維筋症が生じる

・生検標本からの鑑別疾患：
　若年性ポリープ，過誤腫性ポリープ，絨毛状腺腫，CAPポリポーシス，憩室症，炎症性腸疾患，放射線性腸炎などの一部などが鑑別に挙がる

理子から一言

MPSの病因はとても臨床的なものですが，出来上がった組織像が癌とすら間違われることもあるということ，そしてこれが「症候群」をなすというのも興味深い病変だと思いました．まずは良悪性の診断を間違わないように臨床所見にも気を配りたいと思います．

第12日目 理子のちょっと背伸びレクチャー

「好酸球性食道炎・好酸球性胃腸炎」

　最近増加しているといわれる好酸球性消化管疾患は，食物などが抗原となってアレルギー反応が起こり，好酸球が消化管に浸潤し慢性的に炎症を起こすことにより胃腸の正常な機能が障害される疾患で，好酸球性食道炎と好酸球性胃腸炎が含まれます．ここでは，それぞれの診断基準を好酸球性副鼻腔炎の基準と並べて示します（表）．臓器によってその基準が異なっていることに注意してください．

表：好酸球性各疾患の診断基準

副鼻腔	＜JESREC スコア＞ ①両側（3点），②鼻茸あり（2点），③CTにて篩骨洞優位の陰影あり（2点），④末梢血好酸球（％）：2＜　≦5（4点），5＜　≦10（8点），10＜（10点） JESREC スコア合計：11点以上を示し，鼻茸組織中好酸球数（70個/HPF 以上）した場合を definite（確定診断）とする
食道	1．食道機能障害に関する症状の存在 2．食道粘膜の生検で上皮内に好酸球数15個/HPF以上が存在
胃・小腸・大腸	1．症状（腹痛，下痢，嘔吐等）を有する 2．胃，小腸，大腸の生検で粘膜内に好酸球主体の炎症細胞浸潤が存在している（20個/HPF以上の好酸球浸潤，生検は数ヵ所以上で行い，また他の炎症性腸疾患を除外することを要する）

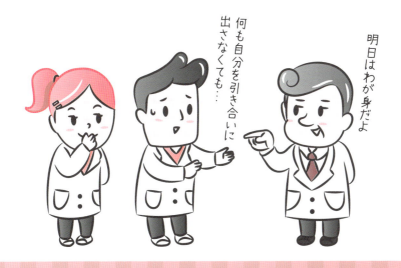

第3章　肝・胆・膵の病変

第13日目
5つの肝生検所見がカギとなる
〜脂肪性肝障害（NAFLD/NASH）

今日の症例

43歳，男性．2年前に肝障害を指摘され，そのときは近医で薬剤性肝炎と診断された．その1年後，再度肝障害を指摘され，肝生検では，原発性胆汁性胆管炎疑いとされた．今回，確定診断目的に来院し，肝生検が施行された．

病理所見の提示

- エコー下肝生検検体です．
- 全体に線維化と脂肪沈着が目立ちます．
- 門脈域は線維性に拡大し，小葉構造が不明瞭となるほどの不規則な線維伸長を認め，細胞周囲性線維増生，細胆管の軽度増生もあります．
- 門脈域には軽度〜中等度のリンパ球主体の炎症細胞浸潤があり，インターフェース肝炎や軽度の小葉内炎症細胞浸潤も認めますが，小葉間胆管の破壊像などは認めません．
- 肝細胞には再生性変化が見られ，また高度の脂肪沈着を認めます（60%程度）．セロイドマクロファージは見られません．
- 門脈域周辺の不規則な線維化が目立ち，肝実質には高度の脂肪沈着があることから，組織パターンからは脂肪性肝炎が示唆される像といえます．積極的に原発性胆汁性胆管炎を示唆する所見は認めません．

96

:おお，今日は遅刻か？

:申し訳ありません．少し寝坊してしまいました．

:二日酔いの空気が漂っていますね．

:えっ，そうですか？　すみません，昨日は少し飲み過ぎました．

:まあ，若いうちはたまにはそういうこともあるだろうが，あまり激しい飲み方はそろそろ卒業した方がいいのじゃないか？　それにしても，私ですら健診ではいつも脂肪肝といわれてしまうが，赤丸先生は私以上のような気がするよ．

:赤丸先生は，生まれてこれまで「日々成長」しているらしいですからね．

:え？

:これまで，体重を測ったとき，増えたな，と思うことはあっても減ったことはないらしいんです（笑）．

:そういうことか．もっとほかのことで成長してほしいものだね．

:いろいろすみません．

非アルコール性脂肪性肝疾患/非アルコール性脂肪肝炎が増えている

:さて，今日の症例をみて行こう． 非アルコール性脂肪性肝疾患（non-alco-holic fatty liver disease：NAFLD）/非アルコール性脂肪肝炎（non-alcoholic steatohepatitis：NASH）だね．時代を反映しているような病態ともいえそうだが，これは，はやい話が，お酒を飲まなくても脂肪肝やそこから肝炎にもなってしまうことがあるということだね．

:自分，ダブルパンチな気がします（涙）．

:米国などで多かったが，日本でも肥満やメタボリック症候群の増加を背景に，NAFLD/NASH 患者が増加しており，今後もおそらく増加していくだろう．報告によると，日本における NAFLD 有病率は 9〜30％，その内の 10〜20％が NASH とされているので，NASH の有病率は 3〜7％ということになるようだ．

:統計もばらつきがあるようですので，潜在的にはもっと多いのかも知れませんね．

:さらにいうと，NAFLD だけならまだいいが，そこからの肝細胞癌発症の可

第13日目

5つの肝生検所見がカギとなる

97

能性についても報告されるようになってきた．そして，NAFLD ではほとんど線維化のない状態からも肝細胞癌が発症しうることが報告されており，注意が必要と考えられている．

：ほとんどアルコール性肝障害と同じと考えていましたが，NAFLD 独自の特徴も当然あるわけですね．

：ところで，NAFLD が疑われた場合，どの段階で肝生検が行われるんですか？　肝生検は，患者にとっては，検査の後，動いちゃいけなかったり，何かと受けたくない侵襲的な検査だと思いますが．

：今回の NAFLD は，赤丸先生もかなり自分ごとと捉えているようだが，いつもそれくらい熱心にがんばってくれるとさらにいいね．

：いつも自分はやる気マンマンなんすけど．

：わかったわかった．いつもにも増してということだ．

NAFLD の診断は，まず他の除外から

：さて，話を進めると，まず NAFLD の診断のためには，臨床的に，肝障害や脂肪肝が存在することがわかった後に，アルコール性肝障害の他，ウイルス性肝炎，自己免疫性肝炎（AIH）などの各種慢性肝疾患を除外する必要がある．

：アルコール摂取に関しては臨床的に除外可能かと思いますが，他は結構重複する場合もありそうですし，難しいのではないでしょうか？

：ウイルス性肝炎は，ウイルス抗原や抗体の有無，AIH は，自己抗体の有無を調べればいいんじゃないですか？

：確かに理子先生のいうとおりだ．

：（ガクッ）．

：いずれも合併する可能性はあるし，否定するのがなかなか難しいことがある．特に，NAFLD の約 3 割では坑核抗体が陽性を示すともいわれていて悩ましい．また，AIH と同様に閉経後の女性は NASH の好発年齢でもある．

：となると，やはりここでは肝生検の出番でしょうか？

：そうだね．抗核抗体陽性の NASH 症例では，肝生検所見として，門脈域における炎症や線維化が強いとの報告がある．ただし，オーバーラップ症例も当然

あり，生検でも鑑別の困難な例があるのも事実だ．

:NAFLD と NASH の鑑別などは，肝生検が威力を発揮しそうですね．

:うん．NASH と非アルコール性脂肪肝（non-alcoholic fatty liver：NAFL）の鑑別診断，NAFLD の重症度，主に肝線維化の程度の評価，治療効果の判定などのためには肝生検を行う必要がある．

　ただ，NAFLD の患者は多すぎるので，臨床的な絞り込みは必要だとは思う．

NASH の診断に必要な病理組織所見は？

:では，NASH の組織像をもっと詳しくみてみよう．NASH の診断では，どういう所見が重要だろうか？

:今回の症例もそうですが，肝細胞の脂肪化を前提として，やはり炎症細胞浸潤があると思います．あとは，アルコール性肝炎で見られるような細胞を取り囲むような線維伸長もあるように思います．

:かなりいい線をいっていると思うが，ぜひこの NAFLD の組織学的分類である Matteoni 分類（表 1）を見てほしい．ここに挙げられている所見は五つ，①肝細胞の脂肪化，②小葉内炎症性細胞浸潤，③肝細胞の風船様腫大，④Mallory-Denk 小体（MDB）あるいは⑤線維化である（図 1）．なので，肝生検では，まずこの五つの所見を確認するようにみるとよいだろう．まず，これらが NAFLD，NASH の病理診断の基本的な組織所見ということができるだろう．

:五つか．これを覚えときゃ楽勝ですね．

:だけど，実際に肝生検標本を見ると，それぞれの所見について，どこからそういってよいのか迷うところがありそうです．

:では，それぞれの所見について，見ていくことにしよう．

表 1：NAFLD の Matteoni 分類

分類	定義	診断
Type 1	肝細胞の脂肪化	単純性脂肪肝
Type 2	Type 1＋小葉内炎症性細胞浸潤	単純性脂肪肝
Type 3	Type 2＋肝細胞の風船様腫大	NASH
Type 4	Type 3＋Mallory-Denk 小体（MDB）あるいは線維化	NASH

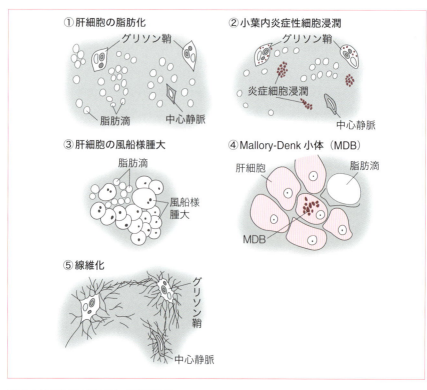

図1：NAFLDで見られる組織所見

NASHの各組織像の基準を押さえよう

:「肝細胞の脂肪化」からにしよう．楽勝の赤丸先生に聞こう．肝細胞の脂肪化って，ちょっとでもあればよいの？　それとも赤丸先生の肝臓のように，エコーで白く見えるくらいじゃないといわないの？

:楽勝なんていわなきゃよかったです．えーっと，わかりません．

:日本肝臓学会の基準では5%[1]と書いてありました．

:5%というのはかなり軽度の脂肪化だが，いつもいっているように，このような基準は人間が作ったものにすぎない．だから，この程度でそういっていいのか，と思うこともあるし，これより少ない脂肪化でも，NASHの他の所見が揃っており，迷うことがあるのも事実だろう．まあ，とりあえず一つの目安として5%

というのは覚えておいてほしい．

:わかりました．

:次は，もっとも基準作りが難しそうな「肝細胞の風船様腫大」だが，これは，まずこの所見の成り立ちからいこう．なぜ，肝細胞が「風船様」に腫大するのか，ということだけど，どう思う？

:肝細胞が脂肪でパンパンになっちゃうんじゃないでしょうか？

:確かに，脂肪化した肝細胞と風船様の細胞と区別のつかないようなこともありますが，少し違う気がします．脂肪化と思われるところは，完全に明るく抜けて見えますが，腫大細胞には泡沫状というのかすりガラス様とでもいうのかわかりませんが脂肪とは違うように思います．

:理子先生のいうとおりだ．細胞の風船化は，肝細胞内にある中間系フィラメントが，細胞傷害過程で変性し，細胞の形状を保つのが難しくなり風船のように膨化してしまった結果とされている．また，この変性した中間系フィラメントが凝集したものが，「Mallory-Denk 小体（MDB）」なんだ．

:そういう風に所見が繋がるんですね．

:そして「小葉内炎症性細胞浸潤」だが，これは，ウイルス性肝炎などで見られる門脈域の炎症（portal hepatitis）と異なり，小葉内の炎症巣の数で評価するということに注意する必要がある．

:了解です．

:先ほどの Matteoni 分類を見ればわかるように，今話した肝細胞の風船様腫大が見られるか否かが，脂肪肝と NASH の分かれ道なので，診断には慎重を要するわけだが，脂肪化があり，アザン染色やマッソン染色などで線維化が見られるような場合は，反対に風船様腫大もあるのではないかと，そういう目で観察することも実際には有効なことがある．

　また，NAFLD/NASH の予後にもっとも大きく関連するのは，風船様腫大ではなく，線維化であると考えられるようになっており，さらに，NASH が進行し肝硬変になった末期状態では，NASH に特徴的とされる所見が消失した状態（burn out NASH とよばれる）となり診断が非常に難しくなることもあるとされる．私には経験がないので，これは文献からの受け売りだけど，想像に難くはないね．

:やっぱり NASH の診断も一筋縄ではいかないようですね．

第13日目

5つの肝生検所見がカギとなる

101

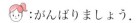:がんばりましょう.

■文献
1) 日本肝臓学会：NASH・NAFLD の診療ガイド 2015，文光堂，東京，p.36-45, 2015

- 日本での NAFLD 有病率 9〜30％，NASH 有病率 3〜7％
- NAFLD の患者の約 3 割は抗核抗体陽性
- NAFLD の診断は，他疾患の除外から
- NASH の病理所見：①肝細胞の脂肪化，②小葉内炎症性細胞浸潤，③肝細胞の風船様腫大，④Mallory-Denk 小体 (MDB)，⑤線維化

おそらく，これからもっと増えていきそうな NAFLD/NASH について，その肝生検像を主体に学びました．山向先生がときどきいわれますが，それぞれに観察される組織所見を因数分解することと，それらを総合して病態を考えることの両方が大切だということを今回も感じました．

第13日目 理子のちょっと背伸びレクチャー

「肝移植後肝障害」

　肝移植（主に生体肝移植）は，実施できる施設がある程度限られていますが，移植後に生じる肝臓障害の概要を知っておいた方がよいと思い整理してみました．

　移植後早期の合併症は，手術による合併症，拒絶反応と感染症が主体ですが，移植後晩期には原疾患の再発なども含め，やや複雑になります．また移植後晩期に免疫抑制薬の中止や減量に際して起こる急性拒絶反応（late-onset acute rejection）は，中心静脈のperivenulitisのみの場合や門脈域の肝炎様の組織像が前面に出ることが多いようです．ここでは，比較的頻度の高い急性拒絶反応（T cell-mediated rejection：TCMR）の肝臓所見について，そのrejection activity index（RAI）を紹介します（表）．

　針生検標本で少なくとも5個以上の門脈域を観察することが推奨されています．RAI scoreの合計が2点前後までは不確実（indeterminate），3点前後は軽度（mild），5点前後では中等度（moderate），6点前後以上で高度（severe）とおおむね判断されますが，それぞれの点数はあくまで目安とされています．

表：急性拒絶反応のrejection activity index（RAI）の概要

門脈域の炎症（P）
1点：少数の門脈域/リンパ球主体/拡大は目立たず
2点：ほとんどすべての門脈域拡大/混合炎症細胞
3点：ほとんどすべての著明な門脈域拡大/多くの芽球，好酸球を含む混合炎症細胞/肝実質への炎症の波及

胆管の炎症性傷害（B）
1点：少数の胆管周囲炎症細胞浸潤/胆管上皮の反応性変化（軽度）
2点：ほとんどすべての胆管への炎症細胞浸潤/胆管上皮細胞に変性所見を示すところあり
3点：ほとんどすべての胆管に変性所見/部分的な内腔の破壊を伴う場合あり

静脈内皮炎（V）
1点：過半数に達しない内皮炎像（内皮下のリンパ球浸潤）
2点：ほとんどすべてに内皮炎像
3点：2点に加えて中等～高度の中心静脈周囲炎が周囲にも広がり肝細胞壊死に関与

第14日目
肉眼ではハデなのに…
～限局性結節性過形成（FNH）

Gastrointestinal Pathology

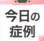
今日の症例

39歳，男性．2ヵ月前の人間ドックの腹部超音波検査で，腹腔内に35 mm大の腫瘤を指摘された．精査目的に行われた腹部CTでは，肝S6に突出する35 mm大の腫瘤が見られ，早期相で増強効果を示し，遅延相で周囲の肝組織と同レベルの濃度となる．また，内部にcentral scarのような造影不良域を認める．精査加療目的に当院消化器内科紹介受診．良性を第一に考えるも，悪性も否定できないため，手術が施行された．

病理所見の提示

- 肝S6部分切除検体内に，3.1×3×2.5 cm大の多結節状の腫瘤があります．
- 腫瘤の割面は，一部に白色の線維化を伴う黄褐色調の結節性病変で，背景肝組織との境界は明瞭です．
- 組織学的に腫瘤は，線維性隔壁により不規則に分画されて，配列の乱れた細胞索からなる肝臓組織が見られます．
- 個々の肝細胞は軽度腫大気味で，腫大した核を見るものもありますが，N/C比の上昇はなく腫瘍性を示唆するような細胞異型性は認められません．
- 線維性間質にはリンパ球浸潤と細胆管の増生や異常な筋性血管などが認められます．
- 背景の肝組織は少量であり圧排と断端部の焼灼変性で評価の難しいところがありますが，特別な所見はありません．
- 以上の所見から腫瘤は限局性結節性過形成を第一に考えました．

:肝臓の再生力ってすごいなあ．驚くね．半分以上切っても，再生してくるんだからね．

:今日は何ですか？

:何でもね，肝細胞の再生は「分散型モデル」とでもいうべきもので，肝臓全体に再生能力をもつ細胞が分布しているらしいんだ[1]．

:へー．

:その細胞は，損傷を受けると再生活性がグーンと高まるんだが，代謝遺伝子の発現は低下していて，代謝活性と再生活性は肝細胞系譜内では分離しているらしい．小葉全体に散在するそんな肝細胞がクローン性増殖を行い，欠損した部分を補うように肝重量を維持するということらしい．

:だから肝臓全体に再生力があるかに見えるわけですね．

:私が飲んでるワインの量は，この素晴らしい肝臓の能力を脅かすほどではなさそうなので，ちょっと安心したよ．肝臓の機能に感謝だ．

:…．自分の都合のいいように解釈する患者さんがいいそうですね，そういう考え．

肝臓の結節性病変の大まかな鑑別

:さて，それでは今日の症例について考えてみよう．今日のテーマは，肝臓の結節性病変ということだね．

:はい．一つの結節内では，多結節状になっていましたが．

:まず，赤丸先生に聞こう．検診で，肝臓に結節性病変が見つかったとする．どんな病変を思いつくかな？

:肝癌でしょうか？

:肝癌にもいろいろあるし，病理の研修に来てるんだから，その辺，もっと特定してほしい．

:すみません．肝細胞癌と胆管細胞癌です．

:他には？　あと一つくらいは，医学生でも答えられるはずだぞ．

:えっと…．限局性結節性過形成(focal nodular hyperplasia：FNH)でしょうか？

第14日目　肉眼ではハデなのに…

105

:今日の症例じゃないか！　理子先生，頼むよ．

:はい．悪性だと，肝細胞癌，胆管細胞癌そして転移性肝癌がまず浮かびます．良性だと，肝細胞腺腫，FNH,大きな再生結節，非上皮性ですが血管腫も比較的多いと思います．

:よし，いいだろう．教科書を見てみよう．

:へーえ．結構あるんですね．

:あっ，血管筋脂肪腫（AML）は見たことがあるのに，いうのを忘れていました．

切除標本を見るときと生検標本を見るときの違い

:先ほど，理子先生が外科切除検体の病理像を説明してくれたが，一つの仮定として，術前に針生検が行われていたと考えてみよう．針生検だと，情報量が少なくなるのは当然だが，具体的には，どういう違いがあるだろう？

:針生検だと，検体によっては，正常でも門脈域（グリソン鞘）が1, 2個しか見られない場合がありますので，全体的な構築の異常などは見落とす可能性があります．

:肝臓でも組織構築の把握は重要だね，その指標となるのがグリソン鞘と中心静脈ということになる．組織構築の次は，細胞そのものの評価だが，これはどうだろう？

:細胞自体は観察できますので，評価はできると思いますが，今日のFNHの症例などは，肝細胞は異型性に乏しく，そういう意味では，針生検では診断できるかわかりません．

:そう，それは理子先生だけでなく，私も，何も情報がなくて針生検の標本だけ見せられたとしたら，診断にいたるのは難しかったと思う．

:マジすか．

:そこなんだ，今日いいたかったのは．反対にいうとFNHの特徴ということでもあるがね．つまり，切除標本だと，周囲の非病変部との比較ができる．それで，病変の性状，つまり正常とどのように違うかがよくわかるはずだ．FNHほど，肉眼所見と組織所見の印象が異なる病変は，結構珍しいとも思う．先日「マクロ視点とミクロ視点」でも話したように（☞本書第1日目，p.5参照），「肉眼

は派手なのに組織は地味」って感じかな.

:どういうことでしたっけ？

:肉眼的には，病変がくっきりわかるのに，組織学的には，どこが境界かも注意しないとわからない，ってこと. もう忘れたかな？　肉眼所見で病変部を指摘できない人は，赤丸先生も含め，まずいないと思うからね.

:なるほど…. いやいや，また，オレのこと出さなくても.

:まあ，まあ，気にしない気にしない.

:組織像を観察するときには，それ以外の情報もできるだけ集めないと，たとえば単に「悪性所見はありません」で終わらせてしまったり，「腫瘍性病変は認められません」なんて報告してしまうおそれがあるからね.

:肝に命じます.

:右に同じです.

肝臓の再生力が関連している？

:山向先生が今しがたおっしゃった，肉眼は派手なのに組織は地味，というのは，結局なぜですか？

:オレもそれが知りたいです.

:一言でいえば，反応性病変だから肝細胞は増生はしていて，周囲に対しては膨張性発育しているので，その違いが肉眼的にはわかりやすい. しかし，肝細胞に腫瘍のような異型性はないというか，ほぼ正常に見えてしまうので，どこが病変なのかわかりにくい，ということだ. 血管の奇形的な病変が原因と考えられる血行動態に関わる病変なので，出来上がった病変はマクロレベルの変化，ということがいえる.

:なるほど. もしかして，最初にいわれた肝細胞の再生が領域性に起こったものということなんですか？

:そういうことも今後解明されていくだろうね. 血行動態の変化により，反応性に増生した病変と考えられているので，肝臓の再生力についての研究は，治療も含め，さまざまに応用できそうだね.

:おもしろそうな分野ですね.

第14日目

肉眼ではハデなのに…

107

FNH の病理像と仲間たち

:概念的な話が多くなってきたので，ここで FNH の病理像の実際的なところについて整理していこう．FNH みたいな良性結節性病変には，肝細胞腺腫，AML，結節性再生性過形成（nodular regenerative hyperplasia：NRH），大結節性再生結節，代償性肥大結節，限局性脂肪沈着などがあるが，実際には非典型でどこに分類したらよいのか難しいものもある．

:名前から病理像が何となく想像つきそうなものもありますが…．

:これらを考えるときに重要なことは，背景肝から考えることだ．背景が障害肝か否かで考える疾患も変わってくる．もちろん，例外もありうるけど．

a．FNH

:今日の症例の FNH は，非硬変肝に生じ，女性に多く（90%），無症状で偶然発見されることが多い．多発性に認める場合もある．腫瘍割面には中心部に星芒状の瘢痕様構造があり，組織学的には，病変内に細胆管増生を伴った異常な筋性血管を多数認める．基本的には無症状で，経過観察可能である．

:FNH では血管異常が見られますが，血管異常と病変の関係についてはどのように考えればよいか教えてください．

:よい質問だね．実は，今日挙げた FNH，NRH，大型再生結節などの肝細胞性の良性結節はすべて血流障害による病変でまとめられるのではないかという意見も出ており，興味深いところではある．先ほども，少し触れたが，要は，なんらかの原因による門脈血流障害の結果，肝動脈血流が代償的に増加し肝細胞の増生が生じるのではないかと考えられる．

:なるほど．自分でももう少し論文を読んでみます．

b．肝細胞腺腫

:では次は肝細胞腺腫．これは，いくつかの亜型に分けられており，性質の異なるものが入っている可能性があるが，良性の腫瘍性病変と考えられている．これも（表1）でまとめておこう．2010 年の WHO 分類で示されたもので，肝細胞腺腫を疑う場合は，免染を追加する必要があるんだ．

:FNH とは細胞異型性などで鑑別できると考えてよろしいでしょうか？

表 1：肝細胞腺腫の特徴

項目	HNF1α 不活化型	β-catenin 活性化型	炎症型	分類不能型
分子異常	HNF1α 遺伝子変異	β-catenin 遺伝子変異	JAK/STAT pathway	?
割合	30〜40%	10〜15%	40〜55%	約 10%
組織所見	脂肪化が目立つ	部分的に軽度〜中等度の核異型性や偽腺管構築を伴うことがある	炎症細胞浸潤，動脈性血管の増生，細胆管反応が見られる．類洞の拡張を伴うこともある	特徴的所見はない
免染	L-FABP：腫瘍肝細胞は陰性	β-catenin：核細胞質に発現あり グルタミン合成酵素（GS）がびまん性に発現	アミロイド P，C 反応性蛋白：びまん性に発現	L-FABP 以外は陰性

表 2：FNH と HA の特徴

項目	FNH	HA
中心瘢痕	+	−
線維性隔壁	+	−
細胆管反応	++	−
クロナリティー	ポリクローナル	モノクローナル

:それが結構難しい場合があるし，特に炎症型肝細胞腺腫と FNH は同じ系統の病変だと考える向きもある．肝細胞腺腫を診断するうえで重要なのは，細胞異型性は弱いが，比較的一様に肝細胞が増生した病変であり，病変内にグリソン鞘がなく，周囲に対して圧排性増殖を示していることだ（表 2）．ただ，異常な血管が見られたり，それに付随して類洞の拡張などを伴う場合もある．

:必要な免染は，L-FABP，β-catenin，グルタミン合成酵素（GS）ということですね．

:そうだね．これらは腺腫の亜型分類のためのものだが，FNH では，L-FABP は通常びまん性に陽性を示し，β-catenin は膜に局在しており，アミロイド P，C 反応性蛋白はいずれも陰性を示すので両者の鑑別にも使えるだろう．その他の病変については，時間もないので，理子先生のレクチャーでももう一度整理してもらおうと思うけどよいかな．

:わかりました．自分の復習のためにもそうします．

■文献
1) Lin S, et al：Nature **556**：244-248, 2018

赤丸のメモ書き

- 肝臓の結節性病変：
  - 悪性：肝細胞癌，胆管細胞癌，転移性肝癌
  - 良性：肝細胞腺腫，FNH，NRH，AML，血管腫，他
- FNH：非硬変肝に生じ，女性に多く(90%)，無症状で偶然発見されることが多い
  ①血行動態の変化により，反応性に増生した病変
  ②中心部に星芒状の瘢痕様構造
  ③肉眼的には，病変がくっきりわかるのに，組織学的には境界がわかりにくい

理子から一言

肝臓にはさまざまな結節性病変ができるので，背景の肝臓や血管の異常などに注意しながら病態を考え，鑑別疾患を挙げるのが大事だと思いました．

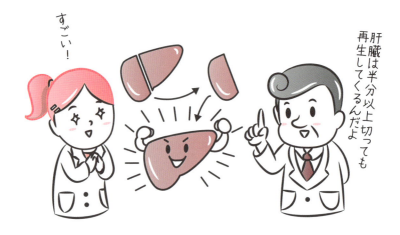

第14日目 理子のちょっと背伸びレクチャー

「肝臓の充実性/結節性病変」

　肝臓の充実性/結節性病変は，腫瘍細胞の分化により，①肝細胞様，②胆管細胞様（腺管・粘液），③肝細胞様＋胆管細胞様，④未熟な細胞，⑤その他，に分けられ，それぞれにおおむね良性と悪性病変があります（表）．また，山向先生も話していましたが，肝臓の病変を考える場合は，背景が障害肝であるか否かということも，診断を考えるうえで参考になると思います．

表：肝臓の充実性/結節性病変

腫瘍細胞の分化		おもな病変	備考
①肝細胞様（好酸性胞体）	良性	大再生結節 異型結節	背景は障害肝のことが多い
	悪性	肝細胞癌	
	良性	FNH 肝細胞腺腫	背景は障害肝に限らない
	悪性	肝細胞癌 肝芽腫（胎児性）	
②胆管細胞様（腺管・粘液）	良性	胆管腺腫 胆管性線維腺腫	
	悪性	肝内胆管癌 転移性癌	
③肝細胞様＋胆管細胞様	悪性	混合型肝癌	
④未熟な細胞	悪性	肝芽腫 転移性腫瘍	
⑤その他	良性	血管筋脂肪腫	
	悪性	肉腫	

第15日目
IPNBの2010年問題を考える
～胆管内乳頭状腫瘍（IPNB）

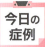

今日の症例

62歳，女性．1ヵ月半前に心窩部痛で来院し，血液検査で肝酵素の上昇を認め入院した．画像検査にて，肝内胆管に腫瘤性病変を認め，胆管癌が疑われた．ERCを施行したところ，乳頭部に粘液を認めるとともに，B4と思われる胆管起始部に陰影欠損を認め，それより末梢胆管の拡張を認めた．胆管内腫瘍の診断で肝左葉切除が施行された．

病理所見の提示

肉眼所見

- 検体は，肝左葉切除術検体です．
- 画像で指摘されていた，肝内胆管（B4）末梢に胆管内に充満する乳頭状腫瘤を認め，末梢には胆管分枝の拡張と粘液貯留を伴っています．
- 病変の肝実質への進展は明らかでありません．
- 背景肝はやや黄色調ですが，目立った線維化などはなさそうです．

組織所見

- B4の腫瘍は，粘液産生を伴う乳頭状，樹枝状構造が混在した腫瘍で，幽門腺類似の構造や細胞を示す部分も認められます．再構築した腫瘍の長軸の広がりは2.2 cmです．
- 核の異型性は軽～中等度で，癌と考えられるところはありませんでした．
- 粘液産生が比較的目立っており，末梢胆管では一部粘液が胆管外に漏出している部分がありますが，腫瘍の浸潤像ではなく粘液穿破と考える像です．
- 断端は，迅速標本，迅速戻し標本でも陰性でした．
- 背景肝は小葉中心性に，30％程度の領域において小～中型の脂肪化があります．門脈域には軽度の炎症細胞浸潤と線維性拡大を認めます．

最終組織診断

- Intraductal papillary neoplasm of the bile duct (IPNB) with intermediate grade dysplasia.

:アン・ニョウン・ハシムニカ….

:山向先生, どうされたんですか?　平昌オリンピックの余韻ですか?　もう, だいぶ経ちますが.

:いや, 韓国の知り合いの外科医から, 韓国の外科医が集まる学会で胆管内乳頭状腫瘍 (intraductal papillary neoplasm of the bile duct：IPNB) について, 病理の立場から講演してくれないか, なんていわれちゃってね.

:え, ハングルで講演されるんですか?

:いや, もちろん, 講演は英語なんだが, 少しは韓国の人達とハングルで交流してみたいじゃないか.

:あーそういうことですね. でも, その本「1 時間 de ハングル・マスター」って, 無理がありそうですが, ご健闘をお祈りします (笑).

:ああ, まあそれはそうと, 実は, 本題の IPNB についての方が結構頭が痛くてね.

:どういうことですか?

:今日の症例と合わせて IPNB について, 整理してみたいと思う.

IPNB って一体何が問題?

:IPNB って, 膵臓の膵管内乳頭粘液性腫瘍 (intraductal papillary muci-nous neoplasm：IPMN) のように胆管内に乳頭状に発育する腫瘍ということですよね. 今回の病変もそうだと思いますが, 何が問題になっているのでしょうか?

:胆管癌すらまだほとんど経験してない身でいうのも何ですが, オレもその辺がよくわかりません.

:理子先生の疑問と赤丸先生の疑問は, 必ずしも同じではないようだが, まさにそこにも, IPNB 問題の本質が含まれているのかも知れない.

　まず, 少しだけ, IPNB の変遷について話してから, 何が問題になっているのか, 現時点でどう考えておけばよいのか, などについて私の意見も含めて整理していきたいと思う.

:ぜひお願いします. IPNB は, 膵臓 IPMN の歴史よりずいぶん新しいと聞い

たのですが….

まずは IPNB の変遷から

:IPMN の原型が「粘液産生膵癌」として，当時癌研究会病院の大橋先生，高木先生らによって報告されたのは 1982 年のことだが，そこから紆余曲折を経て，WHO が膵管内乳頭粘液性腫瘍（IPMT）としたのが 1996 年，IPMN と変更されたのが 2000 年のことで，それ以降はマイナーチェンジは見られるが骨幹のところは変わらない．

:IPMN になってすでに 20 年弱なのですね．

:一方，IPNB は，明らかに IPMN に影響を受けたと思われる名称からわかるように，はじめて中沼先生らによって使われたのが，2001 年のことだ．膵 IPMN のカウンターパート的な腫瘍病変として，「Intraductal papillary neoplasia of the liver associated with hepatolithiasis」[1] として報告している．そもそも，中沼先生らは，韓国の研究者たちとの共同研究として胆管結石症の研究をしていたところ，特異な像を示す胆管内腫瘍が相次いで見つかり，それらをまとめて報告したものだ．その後は，国内でも，同じような症例が結石症を伴わない患者にも見られるぞとか，粘液産生があるのが特徴だとか，IPMN のときと同じようにさまざまな議論や主張がなされてきた．

:そうなんですね．

:しかし，ここで一番問題になったのは，管内発育型胆管癌や乳頭型胆管癌との違いだった．胆管内に乳頭状増殖を示す胆管癌もそれほど珍しいわけでもないからね．だから「何で新しい名前を作ってよばなきゃいけないのか！」と IPNB の概念には批判的な意見も少なくなかった．両者の意見が，平行線をたどり，あまり進展のない状態が続いていたところ，2010 年に今回も WHO がご意見番的に，さっさと IPNB を独立した疾患概念として採用してしまったんだ．

:神経内分泌腫瘍（NET），IPNB の 2010 年問題ですね？

:それって何？

:以前参加した研究会で，誰かがそうよんでいました．2010 年の WHO 分類で，大きな変更があった病気だと思います．

:確かにそうでした．私も参加していました．的を射てるな，と思って聞いて

ました（笑）．

IPNB に対する 3 つの疑問

😀：今回 IPNB と思われる症例を見てみて，やはりかなり特徴的な腫瘍だと思ったのですが，反対している人たちは，何を問題にしているのでしょうか？

😊：そうだね．IPNB の問題点を整理すると，一つ目は，管内発育型肝内胆管癌や乳頭型胆管癌との違いが不明瞭ではないかということ，二つ目は，膵 IPMN のカウンターパートという割には，両者の間には特徴の違いが結構あるのではないかということ，そして三つ目は，同じ胆管でも肝内胆管にできた IPNB と肝外胆管にできた IPNB とでは随分特徴が違うのではないかというようなことだ．

😀：なるほど，少しずつ問題点が見えてきました．IPNB っていってる病変にもいろいろあるということですね．

😊：赤丸先生はどうかな？

😀：ほんとうの意味で，IPNB の 2010 年問題がわかってきたような気がします．

IPNB の問題を解決するために

😀：今日の症例もそうですが，非常に分化のよい乳頭状に発育した腫瘍であり，粘液の産生も目立っていますから，このような像と通常の胆管癌とを同じにしない方がよいような気はしますね．

😊：そう，そういう意味では膵臓癌と IPMN の関係と同じなんだね．しかし，もちろん臓器が異なれば，同じようにいかなかったわけだが，ちゃんと通常の胆管癌とは異なる臨床病理学的な特徴を示すことができれば，それは独立した疾患概念として認定してよいということになるだろう．さらには，今はゲノムの時代なんだから，ゲノム解析でも，通常の胆管癌とは異なるなんらかの異常が見つかってくれば，一層，独立疾患として認められやすくなるだろう．

😀：でも，実際は難しいということでしょうか？

😊：もちろん難しい面はあるが，実際のところはどうしたかということも簡単に教えておこう．実は，まだ途上のプロジェクトなのだが，日本胆道学会と韓国の肝胆膵外科学会とが一緒にこの問題解決に動きだしたんだ．

😀：韓国と一緒にですか？

表 1：IPNB type 1，type 2 の病理学的特徴

	IPNB（type 1）	IPNB（type 2）
間質	・繊細な線維血管性間質	・種々の厚さを有した線維血管性間質
乳頭状構造	・比較的均質で形状が整っている	・しばしば不規則な枝分かれなど ・乳頭状発育の高さは，粘膜面から5mm以上
管状構造	・特に胃型では管状構造が共存 ・篩状構造や融合腺管はない	・管状，篩状，充実胞巣状の成分が観察されるが，50％を超えない
亜型	・オンコサイト型は IPNB 特有 ・胃型が多い	・胆膵型か腸型またはそれらの混在 ・胃型はまれ，オンコサイト型は例外的
粘液	・肉眼的に粘液がしばしば見られる（～80％）	・肉眼的な粘液産生はまれ（～10％）
低異型度腫瘍成分	・ありうる	・ない
浸潤癌	・浸潤癌を伴うものは比較的まれ	・ほとんどで浸潤性発育を伴う ・浸潤成分は，管状腺癌像，粘液癌，または混在

［Nakanuma Y, et al：J Hepatobiliary Pancreat Sci 25：181-187, 2018 を参考に作成］

:それで山向先生がハングルを勉強していたってことですね.

:そう．実は韓国内でも同じような問題にぶつかっていたんだ．詳細はちょっと端折るが，まず日本と韓国の病理医が直接の標本を見ながらコンセンサスを探っていった．その結果がすでに論文化されているので，その和訳を表にしてみた（表 1）.

:IPNB を type 1 と type 2 に分けるのですね？

:そう．IPNB が報告されてから，少しずつ IPNB が拡大解釈されてきた傾向があり，それが管内発育型胆管癌との差異が不明瞭になった一因と考えられる．そこで，そのグレーゾーンともいうべき部分も含めて type2 として分け，際立つ特徴をもった病変があることを強調するという意図がありそうだ．それが type1 というわけだ.

:結局，type1 は胆管に生じた IPMN 相似の腫瘍で，type 2 は乳頭状発育は示すけれど形状は不整で，粘液産生は乏しく，管状構造も混在していたりと，管内発育型肝内胆管癌や乳頭型胆管癌にも類似した像を示すところがある腫瘍も含めたものという解釈でいいでしょうか？

:おおむねそういう感じだ.

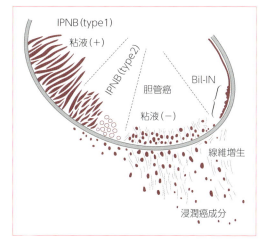

図1：腸管腫瘍の概念図

👦：この分類にあてはめれば，今日の症例は「IPNB type 1」ということになりそうですね．理子先生，それでいいですか？

👧：確かに，ほとんどの所見が当てはまりそうだわ．明らかに癌と思えるような異型度の高いところもなかったしね．

👨：赤丸先生のために，IPNB type 1, type 2 と胆管癌おまけに胆管の前癌病変とされる異型上皮の Bil-IN も含めた病変の関係を図にもしてみた（図1）．

👧：これはわかりやすいですね！

👦：本当だ．

👨：今後は，これに，日韓プロジェクトでのエビデンスが集約されてくることが期待されているので楽しみだな．というわけで，今日はおしまい．

■文献
1) Chen TC, et al：Hepatology 34：651-658, 2001

赤丸のメモ書き

- IPNB の問題点
  ① 管内発育型胆管癌や乳頭型胆管癌との違いが不明瞭
  ② 膵 IPMN とは特徴の違いが結構ある
  ③ 肝内胆管発生と肝外胆管発生で特徴が異なる
- IPNB type 1（IPMN に類似したもの）の特徴
  ① 非浸潤性乳頭状腫瘍．繊細な血管性間質と腫瘍上皮．形状が比較的均質で整
  ② 乳頭状構造に加え，特に胃型亜型では管状構造が混在することもある
  ③ 肉眼的に粘液がしばしば見られる（〜80％）
  ④ 低異型度腫瘍成分からなるものある
  ⑤ まれに浸潤癌を伴うものもある

理子から一言

一つの腫瘍の疾患概念を確立させるには，これからは今まで以上に遺伝子情報などのエビデンスが必要になってくるのだろうと思いました．

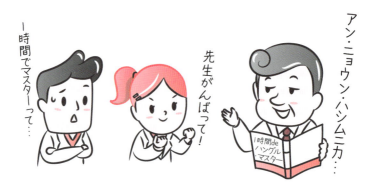

第15日目 **理子のちょっと背伸びレクチャー**

「『臨床・病理 胆道癌取扱い規約（第6版）』と UICC」

　胆道癌の外科切除症例の病理診断をまとめているときに気になったことに，肝門部領域胆管癌と遠位胆管癌の分類，実際的な仕分けと，癌の進行度分類があります．今回は，そこにフォーカスします．肝門部領域胆管癌と遠位胆管癌の腫瘍の局在部位による分類は，現在の『臨床・病理 胆道癌取扱い規約（第6版）』も国際対がん連合（UICC）も同様になっていますが，自施設の過去の症例を見返してみると，約1/3は3管合流部付近の病変だったのです．なので，これを肝門部領域とするか遠位とするか，結構難しいものが少なくありませんでした．しかし，ここでどちらかに分けざるを得ないのですが，そうすると，その後でpT分類の基準が変わってきますので，最終的な病期分類も場合によっては評価が大きく異なってきます．たとえば，原発部の様子は置いておくとして，リンパ節転移があった場合，肝門部だとステージⅢC以上の評価になりますが，遠位の場合は，ステージⅡAのこともありうるわけです（図）．最初のあやふやな仕分けが，その最終評価に大きく影響してしまうので注意が必要ですね．

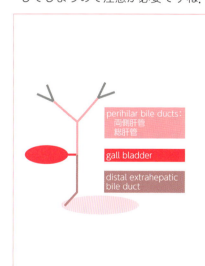

図：UICCにおける胆管癌の進行度分類とステージ分類

第16日目
胆管狭窄の原因はさまざま
～硬化性胆管炎

Gastrointestinal Pathology

今日の症例

67歳，男性．入院2ヵ月前，人間ドックの腹部エコーで胆管の拡張と肝腫瘤を指摘された．腹部CT所見では右肝内胆管B5～B8の拡張あり．左肝内胆管B2～B4にごく軽度の拡張あり．腫瘍は右肝管に存在していると考えられ，肝右葉は明らかに萎縮している．胆囊の腫大なし．リンパ節（8a，12b，12c）の腫大はあるが，リンパ節転移としては有意ではない．門脈浸潤（－），肝動脈浸潤（－）．ERCP所見では総胆管～胆囊管は狭窄なく，よく描出されている．左肝管は再現性をもって狭小化あり．胆汁細胞診および胆管生検は複数回施行したが，悪性所見なし．以上の所見から，「右胆管癌の疑い」で肝右葉切除が施行された．

病理所見の提示

- 肝右葉切除検体で総胆管，胆囊も付着しています．
- 肉眼的には，<u>肝内胆管の壁は白色調を呈しながらびまん性に肥厚しており，内腔は軽度拡張していましたが，総胆管内腔に明らかな腫瘍性病変は認められませんでした．</u>
- 組織学的にも，軽度拡張した肝内胆管の上皮にはびらんや反応性の核腫大が見られましたが，腫瘍性変化は認められません．門脈域周辺には，細胆管の増生が認められます．周囲間質は線維性で幅広く，リンパ球を中心とした著明な炎症細胞浸潤を伴っています．好酸球浸潤も認められます．
- 胆囊には著変はありません．
- リンパ節に悪性所見はありません．
- 現段階ではワイヤやステントなどの修飾と考える二次的胆管炎の所見も加わっている可能性があります．
- 胆管周囲にはIgG4陽性細胞も比較的多く出現していますが，出現している形質細胞の全体数が多いため，IgG4の関与を積極的にいえるほどではありません．

最終組織診断
- Cholangitis, no evidence of malignancy.

:ああ，あの症例か．癌ではなかったんだね．

:そうなんです．切り出しのときは，肝内胆管の壁が全体に少し肥厚していて白っぽかったので，平坦浸潤型の胆管癌なのかなと考えていました．ただ内腔に全然隆起や病変がなく，おかしいなあとも思いました．

:これは画像ではお手上げですね．

:理子先生の肉眼観察力もだいぶ専門家らしくなってきたようだね．

:でも，組織学的には癌は見つかりませんでした．

:もちろん癌ではなかったという意味では間違いだったわけだが，内腔面の所見が乏しくて違和感を感じたことも含めて，病理像の肉眼観察としては合格点といえるのではないかな．あとは，組織学的に，しっかり観察して癌の見落としなどを避けることだ．

:ありがとうございます．

:患者さんにとっても悪性でなくてよかった．

胆管狭窄をきたす疾患
——まずは癌とIgG4関連疾患をチェック

:結局，組織学的にも腫瘍はなく，また何か特別な炎症所見があったわけでもないということかな？

:はい．画像所見をレビューしてみても，原発性硬化性胆管炎（PSC）としては胆管像は非典型的で，やはり鑑別の第一は胆管癌だったようです．組織学的には，IgG4関連胆管炎も疑ったのですが，絶対数としては10個/HPF以上あるのですが，それ以上にIgG陽性細胞が多いので，IgG4の関与は少ないかと思いました．

:今回の症例は，胆管壁の線維性硬化が見られることから「硬化性胆管炎」の範疇に入る．その場合の鑑別については以前（☞ 前書第16日目，p.131）でもレクチャーしたように，当然IgG4関連胆管炎も疑うべきだが，この症例では，そうとはいえないということだね．確かに私もそう思うが，一応，臨床的に，他の臓器にIgG4関連疾患を疑う所見がないかということと，血清IgG4が上昇していなかったかは確認しておいた方がいいだろう．

:はい，そうします．

121

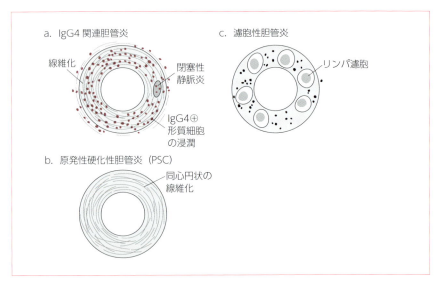

図1：胆管の炎症性病変

🧑:IgG4 関連疾患を疑うって，膵臓とか後腹膜に病変がないかということでいいですか？

👩:そうね，だけど，もちろん測定してからでいいかもしれない．

🧑:なるほど．

👨:さて，他にはもう何か診断の手がかりになるような所見はないのかな？

👩:強いていえば，リンパ球浸潤が目立っており，胚中心を有したリンパ濾胞の形成が目立つ印象はあります．

👨:そうだね，リンパ濾胞形成が目立つね．濾胞性胆管炎（follicular cholan-gitis）というのを聞いたことはある？　原因は不明だが，報告例に像は類似しているようにも思うが（図1）．

👩:ただ，先ほどもいいましたけど，ワイヤやステントなどの修飾と考える二次的胆管炎の所見も加わっている可能性がありますので，そう診断していいのかは難しいと思います．

👨:たしかに理子先生のいうとおりだ．よし，いいだろう．癌と IgG4 関連疾患を否定できただけでも今後のフォローの仕方は変わってくるだろう．濾胞性胆管

炎は，組織像は特徴的だが，その誘引や機序については，まだよくわかっていないのでね．

胆管の良性狭窄の原因——鑑別は大枠から各論へ

：今日は，この症例に関連して「胆管の良性狭窄」について，もう少し考えてみよう．他に，胆管狭窄を示す良性病変はないだろうか？

：何でもいいですか？　たとえば，胆管結石症とかはどうでしょう？

：もちろん，結石も場所にもよるが胆汁うっ滞を引き起こすことはある．ただ，鑑別疾患を挙げるときのように，少し整理して考える習慣を身につけるといいと思うぞ．理子先生なら，どう答えるかな？

：何だかプレッシャーがかかりますが，では，まず大雑把に「良性腫瘍」，「胆管炎」，「二次的狭窄」そして「原因不明の狭窄」などを挙げてみて，良性腫瘍なら，上皮性だと腺腫，非上皮性だと見たことはありませんが線維腫とか，脂肪腫とか，胆管炎なら先に出てきたものを除くと細菌性とか，ウイルス性とか？　ウイルス性ってあるかは知りませんが．

：ないわけではない．

：二次的狭窄というのは，どういうことですか？

：たとえば，胆嚢摘除の既往があり，その術後の合併症としての狭窄は起こることがあると聞きます．

：原因不明の狭窄には何がある？

：ええっと「その他」的にいったので，あまり具体的には思いつきません．

：全身性疾患の分症と考えたらどうだろう？　IgG4関連疾患と同じように．

：そうすれば，サルコイドーシスとかアミロイドーシスとかもありえるかも知れませんね．

：鑑別疾患には，それらも入ってきていいと思う．赤丸先生，鑑別を考えるときは，病態を考えながらまず大枠を考え，それから各論を考えていくと，漏れが少なくなるし，多くの鑑別すべき疾患を挙げられるだろう．そこから，少しずつ否定できるものを否定していくと，より可能性の高いものを浮上させていくことができるというわけだ．

第16日目　胆管狭窄の原因はさまざま

:なるほど．やっぱりさすが理子先生ですね．

:胆管狭窄についてははじめてだけど，いつも山向先生にそういわれているから．

:身についてきたということだな．なかなかいいぞ．

胆汁細胞診──検体提出と診断のポイント

:この症例に関して，もう一つだけ触れておきたいことに「胆汁細胞診」がある．

:この症例では，5回胆汁細胞診が行われています．それで，1回だけ「異型細胞」が出ていますが，他はすべて「陰性」だったということですから，やはり癌を否定できたようにも思います．

:胆汁細胞診って，病棟にいたときは，よく提出していたのですが，実際の細胞診標本を見たことはありません．やっぱり診断は難しいんですか？　精度とかどのくらいなんでしょうか？

:精度といったとき，何を母数に考えるか，ということと，何を基準にするかということが重要なので，少し，胆汁細胞診について説明しておこう．

　胆汁細胞診は，まさに胆汁のなかにわるい細胞がないかを検出しようとする検査だが，イメージ力を膨らませて「胆汁」の中身を想像してみるといい．胆汁に現れそうな細胞は，胆管の壁から脱落してきた胆管上皮細胞や種々の程度の炎症細胞といったところだろう．そして，その胆管上皮細胞というのは，ブラシなどで擦って人工的に剝離させる場合（胆管ブラシ細胞診）と，自然に脱落したもの（胆汁細胞診）を回収する場合では，大分出てくるものが違うだろうということも想像できるのではなかろうか？　脱落した細胞は，胆汁に曝されているので，刻々と変性が進んでいくことだろう．ここで，正確な診断の「精度」が低下していくのは当然のことといっていい．また，剝離してくる細胞の量もたかが知れている．つまり，胆汁細胞診は，細胞の変性と出現細胞数との闘いということもいえる．膵液なども似たようなものだけどね．

:以前教えてもらったFNA標本では，結構，細胞がたくさん観察できたのですが，胆汁や膵液はそうはいかないのですね．

:そうだね．細胞診というと，検体を出す側は，どれも同じようなものと思っている節があるが，かなり違うことを今回実感してほしい．

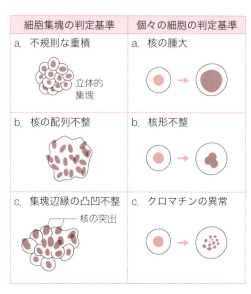

図2：細胞診標本の診断に役立つ所見

😀：わかりました．まずこの患者さんの胆汁細胞診の標本を出してレビューしてみます．

😀：診断精度には，もう一つ，観察者の診断力があるが，この細胞の変性の前では，診断力の差はそれほど大きくは現れないように思うからね．

😀：さきほどいわれた「基準」とは何を指しますか？

😀：イキのいい細胞を充分な量が観察できるというのを「10」とした場合，それで診断できないのは診断者にも問題があるだろう．経験不足とか，不注意とか．だが，今日話したような変性や細胞数の少なさで，そもそもの最高点が6，7点に下がってしまうということだってあるわけだ．

😀：なるほど．今後，検体の提出にも気を配りたいと思います．

😀：ああ，よい心構えだ．ただこういう状況の胆汁細胞診の評価に対して日本臨床細胞学会は細胞の見方の基準を出している（☞ 前書第21日目，P.171参照）（図2）．これは，その他の腺系細胞でも役立つと結構評判がいいので，復習しておいてほしい．

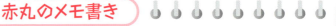

赤丸のメモ書き

- **硬化性胆管炎**：原発性硬化性胆管炎，IgG4関連胆管炎，二次性胆管炎
- **IgG4関連疾患**：膵臓，後腹膜の他，唾液腺，肺なども侵しうる全身疾患．血清IgG4値測定と全身検索が必要
- **胆管の良性狭窄**：良性の腫瘍（腺腫，線維腫，脂肪腫，他），胆管炎（PSC，IgG4関連胆管炎，細菌性，ウイルス性），二次的狭窄（術後，化学療法後，他），その他（サルコイドーシス，アミロイドーシスなど）
- **胆管系細胞診**：胆管ブラシ細胞診，胆汁細胞診

理子から一言

胆管病変は，画像的にも診断が難しいものがあり，病理学的検索のためのアプローチも限られていますが，得られた組織，細胞から最大限の情報を引き出す努力をしていきたいと思います．

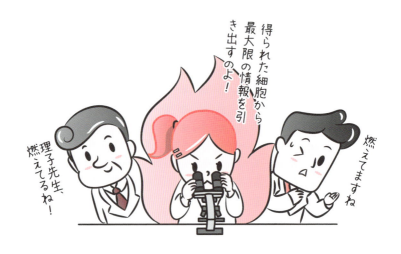

第16日目 **理子のちょっと背伸びレクチャー**

「胆管狭窄を示す病変」

　黄疸で発症し，画像で胆管狭窄があると癌の疑いが高まりますが，壁の硬化を伴う良性病変もいくつかあるので，鑑別の際には思い出す必要があります．

　原発性硬化性胆管炎（PSC）は，慢性炎症と同心円状の線維化を特徴とする病因不明の病変です．診断に際してはIgG4関連硬化性胆管炎や二次性の硬化性胆管炎，悪性腫瘍を除外する必要があります．若年例では高率に炎症性腸疾患を合併します．

　その他の疾患については，成因によって分類した表を紹介します．

表：胆管の良性狭窄の原因

先天性	カロリ病，cystic fibrosis
慢性閉塞性	総胆管結石，胆管狭窄（外科手術時の損傷によるもの，慢性膵炎によるもの）Mirizzi症候群，肝移植後の吻合狭窄，腫瘍（良性，悪性，転移性）
感染性	細菌性胆管炎，再発性化膿性胆管炎，寄生虫感染，サイトメガロウイルス感染
中毒性	アルコール，ホルムアルデヒド，高張生理食塩水の胆管内誤注入
免疫異常	好酸球性胆管炎，AIDSに伴うもの
虚血性	血管損傷，外傷後性硬化性胆管炎，肝移植後肝動脈塞栓，肝移植後の拒絶反応（急性，慢性），肝動脈抗癌薬動注に関連するもの，経カテーテル肝動脈塞栓術
浸潤性病変	全身性血管炎，アミロイドーシス，サルコイドーシス，全身性肥満細胞症，好酸球増加症候群，Hodgkin病，黄色肉芽腫性胆管炎

［Nakazawa T, et al：World J Gastroenterol 19：7661-7670, 2013を参考に作成］

第17日目
分類に歴史的変遷あり
～膵粘液性囊胞腫瘍（MCN）

Gastrointestinal Pathology

今日の症例

55歳，女性．8年前に腹部USで膵体尾部に径4cmの囊胞性病変の指摘があり，以後フォローされ，囊胞が緩徐に増大してきたことが確認されていた．3ヵ月前から，囊胞よる食物の通過障害（このときの囊胞径10cm）が考えられる所見が出現したため，膵体尾部切除が施行された．

病理所見の提示

- 膵体尾部切除検体です．
- 膵体部～尾部にかけて径10cm大の囊胞性病変があります．
- 一つの大きな囊胞の壁に小さな囊胞が散在した多房性の囊胞で，囊胞内腔に隆起する充実性病変などは見られません．
- 組織学的には，囊胞内腔面の多くは1層の粘液性上皮で覆われており，所々で軽度に乳頭状の増生を伴っています．
- 増生する上皮細胞は，楕円形の腫大した軽度～中等度の異型核を有する円柱上皮細胞です．
- 上皮下間質には硝子化した線維組織も多く見られますが，部分的に比較的細胞密度の高い，卵巣様の間質が認められます．
- 以上より，粘液性囊胞腺腫と診断します．
- 切除断端は陰性です．

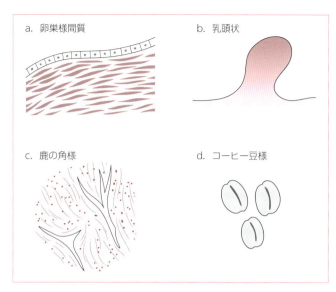

図1：病理用語にみられる「たとえ」表現

👧：病理の用語には,「たとえ」が多いですね. 卵巣様間質（図1a）もその一つだと思います.

👨：確かにそうだけど, これは医学全般にいえることだとも思うよ. 以前も話した「カルチノイド（carcinoid）」は診断名にもなっているよ（☞ 前書第11日目, p.83参照）. 病理像の表現としては本当に沢山ある. 乳頭状（図1b）も考えてみればたとえだし, 花むしろ状, ごま塩パターン, 魚肉状, 鹿の角様（図1c）, オルガノイド, コーヒー豆様（図1d）, いい出すとキリがないほどだ. ニクズク肝, サゴ脾, メズーサの頭, などとなると, 古典的で, たとえたもの自体のイメージがつかないものもあるね.

👧：医学って厳密な印象があるのに面白いですね.

👨：見たものを第三者にどう伝えるか, というところにも通じることなのだろう.

👦：それなら自分でオリジナルを作ってもよいのですか？

👨：ああ, いいよ. しかし, それが後世にまで生き残るかもしくは無視されるかは, いかにその表現が病変をいい得ているか, ウィットを効かせられるかにかかっていると思う.

　赤丸先生の場合は, まずは標本をじっくり見ることを勧めるよ. 標本の切り出

し室では，いつも理子先生に見とれてぼーっとしているって，病理の技師さんたちも噂にしていたぞ．

:マジすか？

:えっ？　本当？

:誤解です，誤解です！　理子先生の切り出し方を学んでいただけです(汗)．

女性に多い膵臓の腫瘍

:今日の症例は粘液性嚢胞腫瘍（mucinous cystic neoplasm：MCN）なんだが，MCN 以外にも，膵臓には女性に多い病変がいくつかあるのは知っているよね？

:以前，レクチャーしていただいた充実性偽乳頭状腫瘍（SPN）（☞ **前書第19日目，p.148 参照**）も女性に多いと思います．

:そうだね．男性にもできるが，若い女性に多い．他には？

:あとは，漿液性嚢胞腫瘍（SCN）でしょうか．

:では，反対に男性に多いものは？

:膵管癌，膵管内乳頭粘液性腫瘍（IPMN）が代表だと思います．

:理子先生はテンポがよくって気持ちがいいな．もちろん膵管癌や IPMN が女性にできないわけではないが，男にできる腫瘍はタチのわるいのが多いような気もする．

:確かに，SPN や SCN に比べると膵癌は断然予後がわるいですからね．

:あと，これも以前話したが，膵臓における腫瘍の発生部位でもかなりの傾向があり，たとえば体尾部以外の MCN はほとんど見たことがない．SCN，SPN も多くが体尾部に見られる．一方，これは傾向ということではあるが，膵管癌や IPMN は頭部にできやすいんだ．

:いわれてみれば，確かに特徴に違いがありますね．

MCN と IPMN の変遷をちょっぴり

:さて，MCN に戻ろう．今でこそ，IPMN と MCN が同じ腫瘍だ，なんて主張する人はほとんどいないと思うけど，以前，正確にいうと 1980 年代から 2000 年ごろまでは，真面目に IPMN と MCN の異同が議論されていたのだからビック

リするだろう．20 年近くにわたってだぞ！

:マジすか．何が問題だったんですか？

:いずれも囊胞状腫瘍であること，上皮が腔内に乳頭状に増生することが多いこと，著明な粘液を産生し内腔に貯留していること，などからだと思う．

:それが MCN の卵巣様間質で決着したということですね．

:うん．しかしそれでも，特に臨床医のなかには，なかなか納得できない人たちはいたみたいだ．当時のこの領域のある雑誌の座談会記事を見ると，病理医と消化器内科医が激しくやりあった様子をうかがい知ることができる．

:そういう先生たちも，今は納得されているようですね．

:症例がたくさん集まってくると，確かに IPMN と考えるべきか，MCN と考えるべきか非常に難しい病変があるのも事実だ．しかし，卵巣様間質だけでなく，病変全体の作り，囊胞壁の厚さ，膵管との関係などをみれば，顕微鏡観察まで行かなくても，両者はおおむね分けられるものだ（表1）．むしろ，顕微鏡レベルで

表1：MCN と IPMN の特徴の比較

	MCN	IPMN
男女比	1：20	3：2
好発年齢（歳）	45	63
部位	尾部	頭部＞尾部
膵管系との肉眼的交通	−/＋	＋
囊胞形態	囊胞内囊胞　cyst-in-cyst	分離した多房性
卵巣様間質	＋	−
乳頭状増殖	部分的	顕著なものが多い
組織亜型	胃型，胆膵型	胃型，腸型，胆膵型，オンコサイト型
囊胞壁	厚い	薄い

わかることは，卵巣様間質の有無，上皮の異型度や組織亜型くらいだ．

:それらはそれらで重要だと思いますが，診断のときに性別を加味して診断してもいいのですか？　「性別は結果論であり，純粋に病理形態的に振り分けて行かないと，結果として男女比がおかしくなっていく」，という発言も聞いたことがあるのですが．

:確かに，患者情報を知ってからの修正には慎重でなくてはいけない．しかし，すでにこれだけの性差がわかっている現在では，MCN の男性例を見たら，むしろ一度は疑ってかかってみた方がいいと思う．

卵巣様間質の由来は？

:了解しました．あと，聞きたいのは，やはり卵巣様間質です．この組織の由来はどう考えられているのでしょうか？　腫瘍に見られる間質ですから，それ自体が腫瘍の一部なのですよね？

:確かに，ある意味で腫瘍の一部といってもいいが，腫瘍を支える組織であって，腫瘍性に増殖したものではない．つまり，上皮-間葉系の二相性の腫瘍ではないということだ．

:では，卵巣様といっていますが，そもそも卵巣様なのは見た目だけでしょうか？　それとも，それ以外に卵巣様のところがあるのでしょうか？

:そうだね．まず第一は見た目だ．しかし，その後，卵巣様間質内に卵巣の門細胞に類似した細胞集団が見られることが報告され，さらには，なんと，この間質にステロイドホルモン産生に関わる遺伝子や蛋白質の発現が見られることがわかったんだ．日本のグループからは，3β-HSD や 17αH などが，米国のグループからは StAR が報告されている．

:マジすか．おもしろいですね．

:あれ，米国からの発表も筆頭は日本人ですね．

:そうそう．

MCN の良悪性とグレード問題

:ところで，MCN って良性腫瘍なんですか？

:そうか，そこからか．卵巣様間質の前に聞いてほしかった．理子先生，教え

表2：MCNのグレード分類

膵癌取扱い規約第7版 （2016年発行）	WHO分類第4版 （2010年発行）	WHO分類第5版 （2019年発行予定）
膵粘液性嚢胞腺腫（MCA）	MCN with low grade dysplasia MCN with intermediate grade dysplasia	MCN, low grade
膵粘液性嚢胞腺癌（MCC），非浸潤性	MCN with high-grade dysplasia	MCN, high grade
膵粘液性嚢胞腺癌（MCC），浸潤性	MCN with an associated invasive carcinoma	MCN with an associated invasive carcinoma

1）膵癌取扱い規約，日本膵臓学会（編），第7版，金原出版，東京，p.64, 2016
2）Bosman FT, et al：WHO Classification of Tumours of the Digestive System, 4th ed, Bosman FT, et al（eds），IARC Press, Lyon, p.280, 2010
［1），2）を参考に作成］

てあげなさい．

👧：一言でいえば，良性も悪性もあります．この腫瘍は，IPMNと同様，良性病変としてはじまって，少しずつ，おそらく多段階的に悪性化して，症例によっては浸潤癌となって嚢胞壁または嚢胞壁外に進展していくものもあります．だからMCNといった場合は，すべてを包括した名称ということができます…．こんなところでしょうか？

👦：補足すると，日本には非浸潤癌という概念があるが，欧米，特に米国の病理学には，浸潤した腫瘍のみを「carcinoma」とよぶ慣習があるため，すごく強い異型性を有した腫瘍でも，MCNなら嚢胞内，IPMNなら膵管内にとどまっている限り「高異型度（high grade）な腫瘍」としかいわないんだ．IPMN, PanINやMCNについてのコンセンサス会議でもここの擦り合わせがなかなか難しかったと聞いているよ．最終的には，日本でいう非浸潤癌はhigh grade相当とされ，日本の『膵癌取扱い規約（第7版）』にもそのことが記されている（表2）．

👧：それがボルティモア・コンセンサスとよばれているものですね．

👦：そのとおり．その内容はすでに論文化されているんだ[1]．

🧒：他にMCNに関して知っておくことってありますか？

👦：その他，赤丸先生が知っておくべきことは，細かなことより，むしろ膵の嚢胞性病変もしくは嚢胞状を示す病変にどのようなものがあるかということと，それぞれの病理学的特徴を整理しておくことだね．

🧒：わかりました．

：ここのところは理子先生にレクチャーしてもらうことにする．
：はい！ おまかせください．

■文献
1) Basturk O, et al：Am J Surg Pathol 39：1730-1741, 2015

 赤丸のメモ書き

- 医学には比喩表現が多い
- 女性に多い膵腫瘍：MCN, SPN, SCN
- 男性に多い膵腫瘍：膵管癌, IPMN
- IPMNとMCNの病理学的共通点：①**囊胞状腫瘍**であること，②腔内に**乳頭状病変**を見ることがある，③**粘液産生**が目立つ
- IPMNとMCNの病理学的相違点：①MCNには**卵巣様間質**がある，②MCNは膵管内を進展しない
- IPMN：高齢男性，膵頭部に好発
- MCN：中年女性，膵体尾部に好発

理子から一言

膵管内腫瘍を勉強したときに，MCNについても少し調べていたことが今回は役立ちました．類似した病変は比較して見ていくと理解しやすく覚えやすくなります．

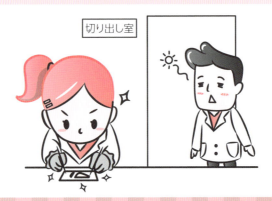

第17日目 理子のちょっと背伸びレクチャー

「嚢胞状を示す非膵管系腫瘍」

　山向先生にいわれて，膵臓の嚢胞状病変をまとめてみました．まず，"嚢胞状"としましたが，なぜなら，嚢胞のでき方には大きく三つあり，腫瘍の場合も嚢胞を作る腫瘍というのは限られているからです．それは，今日の症例で取り上げた粘液性嚢胞腫瘍（MCN）と漿液性嚢胞腫瘍（SCN）だけなのです．その他は，いってみれば嚢胞を作ろうとして作ったわけではなく，膵管が拡張して嚢胞状になったものか，内部が崩壊したために結果として"嚢胞状"になったものです（表）．

表：嚢胞状を示す膵病変

1．内腔面に上皮が見られる病変
①腫瘍性
　・漿液性嚢胞腫瘍（SCN）
　・粘液性嚢胞腫瘍（MCN）
　・膵管内乳頭粘液性腫瘍（IPMN）
　　嚢胞性成熟奇形腫
②非腫瘍性
　・貯留嚢胞
　・リンパ上皮性嚢胞
　・先天性嚢胞

2．内部が崩壊して嚢胞状を示す病変
①腫瘍性
　・充実性偽乳頭状腫瘍（SPN）
　・神経内分泌腫瘍（NET）
　・退形成癌
　　腺房細胞癌
②非腫瘍性
　・偽嚢胞
　・子宮内膜症性嚢胞
③その他
　・リンパ管腫

分類に歴史的変遷あり

第18日目
膵管内で発育する腫瘍のふしぎ
〜膵腺房細胞癌（ACC）

Gastrointestinal Pathology

今日の症例

61歳，男性．1ヵ月前，急性膵炎のために入院．造影CTで膵頭部に3cm大の結節状病変が検出された．この病変は膵炎の沈静後も残存しており，その後の精査にて膵癌が疑われ，膵頭十二指腸切除が施行された．なお，膵液，膵管擦過細胞診では悪性細胞は検出されていない．

病理所見の提示

- 膵頭十二指腸切除検体です．
- 膵鉤部に4×2.5cm大の境界明瞭で淡褐色調充実性の腫瘍性病変が見られます．
- 腫瘍は膵鉤部の膵管分枝内に進展し，主膵管付近まで連続性に膵管内腔に充満しています．主膵管，総胆管に拡張は見られません．
- 組織学的には，腫大した円形核とやや好酸性の細胞質を有する腫瘍細胞が充実性あるいは管腔構造を形成しながら増殖しています．通常の膵癌に比べると間質量はかなり少ないと思います．
- 腫瘍は，肉眼所見に一致して膵管分枝内に穿破し，そこから膵管内腔をVaterに向けて連続性に進展していますが，膵内にとどまっています．膵管上皮を置換性に進展する像は認められません．
- 脈管侵襲，リンパ管侵襲像はありません．膵内神経周囲浸潤は軽度に見られます．郭清リンパ節に転移は認めません．
- 免染：chromogranin A，synaptophysinには陰性を示し，tripsin，BCL10に陽性を示しました．また，p53は陰性，Ki-67陽性率は約10%です．
- 以上より，腺房細胞癌と診断しました．

病理組織診断

- Acinar cell carcinoma：Ph，TS2（4cm），nodular type，med，INFα，ly0，v0，ne1，mpd（−），pCH0，pDU0，pS0，pRP0，pPV0，pA0，pPL0，pOO0，pBCM0，pDPM0，pN0．

:膵臓は腺房細胞がほとんど占めていますが，腺房細胞癌（acinar cell carcinoma：ACC）はかなりまれで，一番多いのは膵管癌ですよね．これって，前から不思議に思っていたのですが，なぜなんですか？

:今日は，のっけから難しい質問だね．これにまともに答えようとすれば，今回はこのテーマで終わりになってしまいそうなので，その可能性のポイントだけ示すので，あとはそれぞれ自分でも考えてみてほしい．私が正しい答えをもっているわけでもないしね．

:はい，いきなりの質問ですみません．

:おそらく，腺房細胞というのは，内部にチモーゲン顆粒を有した非常に分化した細胞であり，そういう意味では柔軟性に乏しく，傷害を受けると再生するのが難しいと考えられる．正常膵の発生に関する研究では，膵臓の幹細胞のような細胞は，おおむね腺房中心細胞あたりにあるようだ（図1）．慢性膵炎の組織を見ると，Langerhans島だけが残って腺房組織は脱落してしまっているのもしばしば観察されるが，この場合，幼若な導管様組織が少し増生して見られることはあるが，腺房細胞自体の再生力は限りなく弱いと考えられる．これがヒントになるのではないかな？

:ヒントも難しいっすね．

:細胞再生の違いが関係してそうですが，たとえば，構造が膵臓と類似している唾液腺とかとも，またできてくる腫瘍の種類や悪性度も当然異なり，臓器ごとにさまざまな違いがあることだけは理解できます．自分でも調べてみます．

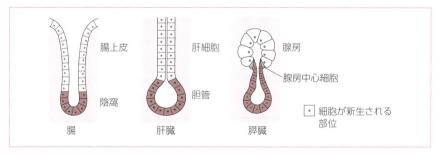

図1：正常上皮の発生部位
腸粘膜では陰窩の底部に，肝臓では胆管と肝細胞の境界部に，膵臓では膵管および腺房中心細胞に，細胞新生部があると考えられ，そこから腺房細胞が供給される
［Furuyama K, et al：Nature Genetics 43：34-41, 2011を参考に作成］

第18日目 膵管内で発育する腫瘍のふしぎ

膵管内で進展する充実性腫瘍

👨：もう少し臨床に近いことで，他に何か質問はないかな？

👧：はい．この症例で面白いな，と感じたのは，ACC なのに膵管内進展をしていることです．

👨：普通は見られないんですか？

👧：ACC を見るのは 2 例目なので，詳しいことはわからないけど，教科書にもあまり膵管内進展のことは書かれていないようでした．

👨："知る人ぞ知る"，的な病変かな．

👧：どういうことですか？

👨：病理医に限らず，この領域を専門にしている人たちには，ACC を含め膵管内進展する充実性腫瘍があることは割とよく知られていると思われる．特に，退形成癌（anaplastic carcinoma）とか神経内分泌腫瘍（NET）などを通した経験のなかでということだが．

👧：そうなんですね．

👨：そういう意味では，これらの腫瘍も，臨床上は，膵管内腫瘍の鑑別疾患に入れておくべきともいえるだろうね．

👦：膵臓にできる腫瘍って種類は少ないのに，どれも嚢胞状になったり，膵管内に発育したりするし，嚢胞状の典型と思っていた SCN すら結節状のものがあると聞いたりすると，結局は，毎回，すべての腫瘍が鑑別に挙がることになりそうですね．

👨：確かにそういう一面もあるが，腫瘍には血流の多寡があるし，非腫瘍部との境界の所見，石灰化，壊死所見などに臨床情報（性，年齢，部位など）を総合すれば，かなりの症例は診断を絞っていけると思うよ．そのうえで，たとえば生検標本を見れば，診断精度はより上がるだろう．

腺房細胞癌はなぜ膵管内で発育するのか？

👧：ところで，なぜ ACC も膵管内で発育することがあるのですか？

👨：なぜ？　と問われると癌の気持ちにはなれないので，真実はわからないの

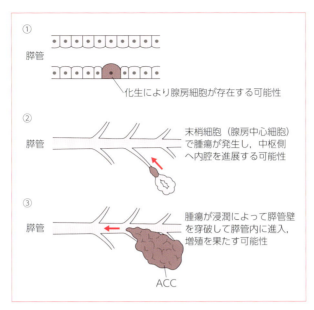

図2：充実性腫瘍が膵管内で発育する機序

だけど，いくつかの理由を推測することはできる．さっきも話したが，充実性腫瘍で膵管内に発育することがまれならず見られる退形成癌やNETについても一緒に考えてみよう．

😊：それは興味深いですね．

🧑：これも，あくまで可能性の話なので，そのつもりで聞いてほしい．①は，膵管内に最初からACCになる細胞成分が存在した可能性，②は，膵管の末梢で癌が生じ，膵管枝内を沿うように進展してより太い膵管枝内で発育した可能性，③は，単純に腫瘍が浸潤によって膵管壁を穿破して膵管内に進入，増殖を果たした可能性，というようなところかな（図2）．

😊：なるほど．

🧑：まずは，一番わかりやすい退形成癌から考えてみよう．別名，未分化癌（undifferentiated carcinoma）というが，これらは，基本的に腺癌の脱分化によって起こると考えられている．先日の食道癌肉腫（☞ 本書第4日目，p.28参照）に通じる考え方だ．そうすれば，膵管癌の発育進展の一つの経路として正常上皮→低異型度PanIN→高異型度PanIN→浸潤癌という流れがあるとした場合，

脱分化がどの段階で起こるかによって，出来上がった形態が異なってくる可能性がある．たとえば浸潤癌になった後でそれが生じた場合には，それが膵管内に入るのは，先程の③のパターンしかないだろう．しかし，上皮内癌もしくはそこから少し浸潤がはじまったような段階で脱分化が生じれば，膵管内で大きく発育する可能性があるはずだ．

:なるほど，でもそれはきわめてまれではないですか？

:まあ，まれといえばまれではあるが，手術可能な退形成癌の方から見てみると，退形成癌の多くは膵管内進展を示しているんだ．そして，特に破骨型多核巨細胞が出現するような未分化癌［undifferentiated (anaplastic) carcinoma with osteoclast-like giant cells］は多いとされている．そして，こういう症例では，その名残りとして，膵管のなかに主腫瘍に連続するような上皮内癌成分が存在することが多い．これは私も何回かそういう症例を経験してきた．

:へー．

:では，次に NET だが，実は免染を行えば膵管内に神経内分泌細胞が存在していることがわかる．だから，いずれのパターンも取りうるだろう．一方，腺房細胞癌については，普通では腺房細胞が膵管枝内にはないので，②か③の機序ではないかと推測されるんだ．

腺房細胞癌の臨床病理学的特徴とは？

:では，ACC に戻って，この腫瘍の特徴を見ていこう．

:はい．

:理子先生は症例提示をしてくれたので，今度は赤丸先生にお願いしよう．ACC の病理学的特徴について調べてきたことを説明してくれるかな？

:はい．成人男性に多い腫瘍ですが，幼少時にも発生することも報告されています．肉眼的には，境界明瞭な多結節状，分葉状で淡褐色調を示す，軟らかい腫瘍です．内部には変性や壊死が見られることがあります．

:組織学的には？

:組織学的には，腺房細胞に類似した細胞，つまり好酸性から両染性細胞質を有する立方状細胞が，腺房状や充実性に増殖し，管状，索状，乳頭状を示すこともあります．大型の 1 個の核小体を有することも特徴とされています（図3）．

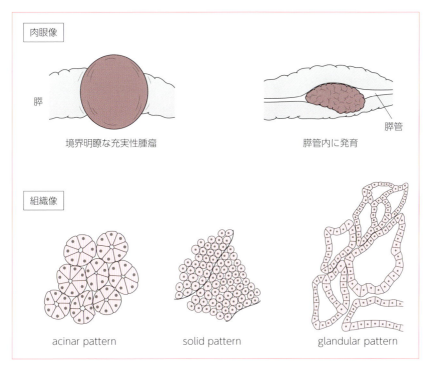

図3：腺房細胞癌の病理像

😀：免染では？

😊：はい．免染は膵酵素である trypsin のほか，BCL-10 が有用とされていました．

😀：よし，おおむねいいだろう．理子先生，先ほどの症例も含め何か追加することはないかな？

👩：はい．腺房構造がはっきりしない症例では，NET や充実性偽乳頭状腫瘍（SPN）と鑑別を要すと思いますので，今回の症例のように神経内分泌マーカー（chromogranin A，synaptophysin など）や β-catenin の染色も行った方がよいかもしれません．

😀：そうだね．それに関連してさらにつけ加えると，腺房細胞癌でも synaptophysin など，神経内分泌マーカーが部分的に陽性を示す場合が時に経験される

ので，注意する必要があることだ．だから，そのような陽性所見のみから，診断をNETにすべきではない．ACCとNETは予後や治療方針が異なるため，両者の診断は慎重に行う必要がある．特に，最近増えているEUS-FNAで採取されたような微小検体ではなおさらだ．

:免染もあまり信用できない感じですか？

:いや，予想外の結果だった場合の解釈に注意すべきだということで，信頼性が低いということではない．はっきりいって，<u>免染なしの形態のみでのNETとACCの鑑別は実際にはかなり難しいんだ</u>．私も見立てが外れたことは何度もあるよ．

前回は，囊胞性病変について理子先生にレクチャーをお願いしたが，今回の充実性病変についてもお願いしたい．

:わかりました．赤丸先生のためにもまとめてみます．

:あざーす．

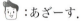

- なぜ膵臓には膵管癌が多く，ACCは少ないのか？ （要調査）
- **充実性腫瘍**（NET，ACC，退形成癌）もしばしば膵管内で発育する
- ACCの病理☞「理子先生のちょっと背伸びレクチャー」（p.143）で復習
- ACCを疑った場合の免染は，腺房細胞マーカーだけでなく，**神経内分泌マーカー**や**β-catenin**なども同時に行う

腺房細胞癌は，比較的まれな膵腫瘍のなかに入ると思いますが，膵管癌やNETなどの発生や発育進展などと一緒に考えてみると，いろいろと素朴な疑問や好奇心が生まれてきました．疑問点をもちつつ，今後もいろいろな標本を観察していきたいと思います．

第18日目 理子のちょっと背伸びレクチャー

「充実性病変を形成する非膵管系膵腫瘍」

　ここでは充実性病変を形成する非膵管系膵腫瘍について表にしてまとめてみました．こうして見ると，浸潤性膵管癌という膵管上皮系腫瘍を除くと，膵の充実性腫瘍は，境界明瞭で細胞成分に富んだ腫瘍が多く，相対的に膵体尾部，女性に多い傾向があることがわかります．また，ここには書きませんでしたが，膵管癌に比べると，予後のよいものが多いことも特徴といえるでしょう．

表：充実性病変を形成する非膵管系膵腫瘍

	膵内分泌腫瘍	膵腺房細胞癌（ACC）	充実性偽乳頭状腫瘍（SPN）	膵芽腫	膵充実性漿液性腺腫
好発年齢	30〜60歳	平均60歳，まれに若年，小児	平均35歳	平均10歳，まれに成人	40〜70歳
性	男≒女	男＞女	男＜女（90％）	男＞女	男＜女
好発部位	亜型によっても異なる	頭部	特になし	特になし	体尾部
肉眼形態の特徴	境界明瞭，淡褐色調，多結節状，線維成分は種々の割合，まれに囊胞状の腫瘍もある	比較的境界明瞭，軟らかく，中心部に壊死や出血を伴うことがある	境界明瞭，充実成分のみ腫瘍あり，典型的には充実性腫瘍の内部が崩壊している	境界明瞭，分葉状，軟らかく，しばしば出血や囊胞状変性を伴う	境界明瞭，被膜に包まれており類球形〜楕円形，割面は，淡褐色調充実性でみずみずしい
組織形態の特徴	リボン状，ロゼット，索状などのいわゆるオルガノイド像を示す．被膜様の線維組織を有することもあるが，直接周囲の膵実質と接することもある	腫瘍細胞に富んだ増殖を示す．腫瘍細胞は腺管様配列，腺房様配列，充実性増殖などが混在していることが多い	小型立方状の腫瘍細胞が線維血管性間質を軸として増生した偽乳頭状構造を示す．ロゼット様構造，硝子球，コレステリン沈着，石灰沈着を種々の頻度で伴う	腺房細胞への分化成分を主体に，扁平上皮様の成分（squamoid nest）が混在するのが特徴．小型の未分化な腫瘍細胞成分もある	腺様構造の集簇〜充実性の増殖を示す．構成細胞は，単層立方上皮で，豊富なグリコーゲンを有し，通常の漿液性囊胞腫瘍の構成細胞と同様
診断に有用な組織化学，免疫組織化学	chromogranin A, synaptophysin, および各種ホルモン（インスリン，グルカゴン，他）	trypsin, BCL10	CD10, β-catenin（核内集積）	β-catenin 他，さまざまな分化を反映した免染結果となる	PASおよびジアスターゼ処理PAS, MUC6, α-inhibin

143

第19日目 基準も規約も絶対ではない!?
～IPMN 併存膵癌

Gastrointestinal Pathology

今日の症例

71歳，男性．2年前，腹部造影 CT にて膵尾部に分枝型 IPMN が見つかり来院．以後，消化器内科でフォローされていた．3ヵ月前，画像検査で膵体部に径 1.5 cm 大の結節性病変が認められ，CA19-9 の上昇も認めたため，EUS-FNA を施行．生検標本，細胞診ともに腺癌と診断された．そのため，膵体尾部脾摘術が施行された．

病理所見の提示

外科切除検体（膵体尾部・脾合併切除術）

腫瘍が二つあり，それぞれ腫瘍①，腫瘍②とします．

【腫瘍①】
- 体部の境界不明瞭な径 1.5 cm 大の結節性病変で，この腫瘍より尾側の主膵管は拡張しています．
- 組織学的には，強い線維化を伴いながら，小型～中型の異型腺管が増殖・浸潤した浸潤性膵管癌の組織像を示しています．主膵管は腫瘍により狭窄していますが，明らかな閉塞は認められません．リンパ管侵襲，静脈侵襲，神経侵襲などが散見されます．
- 後方組織へ浸潤しています（S0，RP1）．
- 門脈系，動脈系への浸潤は認めません（pPV0，pA0）．
- 膵切除断端に病変は及んでおらず，迅速標本，迅速戻し標本も含め，切除断端は陰性（pPCM0）．剥離面に腫瘍を認めません（pDPM0）．
- リンパ節に転移は認められません（0/26）．

【腫瘍②】
- 尾部には分枝膵管領域に粘液の貯留を伴う多房性囊胞性病変があります．この囊胞内腔に明らかな結節性病変はありませんでした．
- 組織学的には，分枝膵管内で乳頭状の増生を示す異型上皮を認め，膵管内乳頭粘液性腺腫（IPMN）の像です．
- 免染では，MUC1（－），MUC2（－），MUC5AC（＋），MUC6（＋）を示し，HE 所見と総合して gastric type に分類されます．
- 腫瘍①，②に連絡，移行像などはなく，①は IPMN 併存膵癌と考えました．

😊：山向先生．今日も前から不思議に思っていたことを聞いていいですか？

😀：もちろん，いいよ．

😊：膵管内乳頭粘液性腫瘍（IPMN）って日本人が最初に報告したんですよね？

😀：そうだよ．癌研の大橋先生，高木先生たちが，粘液産生膵癌として報告したものだ（☞ **本書第 15 日目，p.114 参照**）．

😊：IPMN の患者さんに通常型膵癌が発生する頻度が高い，ということも日本の先生が報告して，今では由来癌と併存癌があることが，常識のようになっていますよね．そこで質問ですが，IPMN ってやはり日本に多いから，IPMN に関する重要な報告が日本から出されてきたということでしょうか？

😐：？？

😟：うーん，最初はそう思われていたかも知れないが，おそらく「日本人研究者の気質」が 1 番の理由じゃないかなあ，と私は思っているんだ．日本人の繊細さと情熱，そしてしつこさ．そんな気がする．

😊：山向先生は，先ほど言われた大橋先生や高木先生に実際お会いになったことがあるんですよね？

😲：えっ!?　歴史上の人物かと思っていました．

😊：赤丸先生がいったように，消化器病学の歴史のなかでは，まさにお二人は「歴史上の人物」だと思う．大橋先生は，惜しいことに，もう 17，18 年前に亡くなられたんだが，高木先生はまだお元気だよ．最近お会いする機会があり，粘液産生膵癌発表の経緯なども楽しく教えてもらったことがあるんだ．

😊：確かに考えてみれば，こうして教科書などに書かれている一つ一つの病気や病変などにも，それに行き着くまでのさまざまな経緯というかドラマがあるんでしょうね．

😊：そう．われわれの診療や研究は，それら先人たちの努力のうえに成り立っているということだね．

😊：いい話ですね．

膵癌と IPMN に関する二つの疑問

😀：さて，そろそろ今日の症例に進もう．

：はい．今日は提示症例にも関することでは二つお聞きしたいことがあります．一つ目は，膵癌の外科切除標本の病理診断をやっていていつも疑問に思っていることです．たとえば膵前方組織への浸潤（S）とか膵後方組織への浸潤（RP）の判定などです．お聞きしたいことの二つ目は，IPMN は進行して浸潤癌になることがあると思いますが，そのような症例と，今回の症例のような併存癌との病理学的鑑別についてです．

：それらは，まさに膵癌と IPMN に関してしばしば話題になる事項であり，多くの病理医が迷っているところでもあるね．

：私は，いつも困っているというのが，正直なところなのです…．

：オレもっす，っていうか，全然わかりません．

『膵癌取扱い規約（第 7 版）』での病理学的評価

：では，まず『膵癌取扱い規約（第 7 版）』に書かれている病理学的評価項目の整理からしておこう．憲法にも解釈の違いによって，別の結論が導き出されることがあるように，ここで示すことが本当にそれで正しいのかは，異論をもっている人もいるかも知れないという前提で聞いてほしい．

：了解です．

：まず，いつもいっていることだけど，分類やガイドラインなどは，所詮は人間がそれまでに研究者から出された論文や自分の経験を基に人工的に作ったものにすぎない．

：はい，山向先生がよくいわれていることですね．実際の診療を最適に回して行くための，手段みたいなものだと．

：そう．そして，病名一つを考えてみても，それがないとさまざまな場面でコミュニケーション障害が生じてまともな診療活動はできないだろうと思うくらい，必要なものなんだ…．と，まあ，いつもの繰り返しはこれくらいで，実際に理子先生が挙げた規約の項目を見ていこう．

：はい．規約では「膵局所進展度（T）」を規定するための因子とされています．具体的には，胆管浸潤（CH），十二指腸浸潤（DU），S，RP，門脈系への浸潤（PV），動脈への浸潤（A），膵外神経叢浸潤（PL）などです（図 1）．

：『膵癌取扱い規約（第 7 版）』では，一応，それぞれの項目に，それまでは

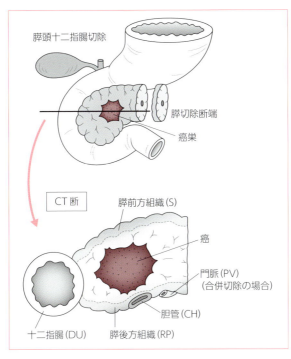

図1：膵癌の局所進展の判定に関する構造（因子）

なかった説明文が加えられたので，以前より少しはわかりやすくなったと思うが，実際の標本で評価しようとすると結構迷うことは少なくないね．

👧：はい．

👦：まず，このT因子の根底にある考えは，膵癌は膵内で発生し，周囲に浸潤していくということ．その浸潤の具合によって膵癌を評価しようというものだ．そして，その評価の指標の一つに大きさがある．次に，膵内にとどまるのか膵外に進展しているのか？　この辺りから手術適応にも関わってくるだろう．そして，さらに手術適応により影響する血管の侵襲具合．場合によっては，その血管を腫瘍から切離できるか否かということにも繋がる．そのようなことを考えて膵臓組織の解剖，組織を見た場合の評価の提案といえるだろう．

👧：なるほど．それぞれをどう判定すればいいのかということばかり気にしていました．

👦：もちろん，それぞれを判定して行くことに変わりはないが，迷ったときには

特に今いったようなことを前提に，何が腫瘍の適切な診療のために重要なのかを考えて評価していくのがいいと思うよ．

S，RP 判定の実際は？

:それでは，問題になることが多い「S」，「RP」だが，これらに共通することがあるとすればそれは何かな？

:さっぱりわからないですね．

:膵臓の前と後ろのことなので，一見，逆のようだけど同じようなもの，とか…？

:こう考えてはどうだろう？　つまり両者は膵臓の外に進展しているか否かの評価であるということだ．実際，UICC（第7版）では，これらに相当する評価項目として「peri-pancreatic tissue」への進展としていた．S，RP だと，前後だけみたいに誤解されることがあるが，当たり前だが膵の上にも下にも腫瘍は進展しうるので，その場合も S，RP で評価することになるんだ．

:その S と RP で実際に問題になるのは，「どこからを膵外進展というのか？」ということです．膵癌の症例では，しばしば周囲の膵臓は萎縮していて，脂肪組織が入り込んでいます．ですから元の膵臓がどこまであったのかがわかりにくくなっています．場合によっては，残存する Langerhans 島を目印に，少なくともここまでは膵臓だったと考えることができると思いますが，それでも難しい場合があります．

:確かに，理子先生のいうとおりだ．私も残存する Langerhans 島を目印にしているが，それがない場合は難しいね．そもそも膵の内外を分けて考えるのは，その環境が異なる可能性があるからではないのか？　そう考えれば，過去にどうであるかより，今，膵臓組織内にとどまっているのか否かを見ればいいようにも思う（図1）．

:そのほうが理にかなっているように確かに思えます．再現性も高いような気がしますね．

:そうなんだが，なかなかこの基準を統一させることは難しい面もある．そうだからかどうかは知らないが，UICC（第8版）で，T 分類を大きく変え，各種評価因子を廃止し，腫瘍の大きさだけで分類する方法に変えてしまったんだ．時代の逆行のようにも思える改定だと思うのだが，再現性という意味では，そちら

表1：膵癌取扱い規約（第7版）とUICC（第8版）の比較

	膵癌取扱い規約（第7版）	AJCC/UICC（第8版）
Tis	non-invasive carcinoma	carcinoma in situ
T1	T1（≦20 mm） 　　T1a　≦5 mm 　　T1b　＞5 mm and ＜10 mm 　　T1c　10〜20 mm	T1（≦2 cm） 　　T1a　≦0.5 cm 　　T1b　＞0.5 cm and ＜1 cm 　　T1c　1〜2 cm
T2	Tumor limited to pancreas, ＞20 mm	＞2 cm and ≦4 cm
T3	Tumor extends beyond pancreas, but without involvement of celiac axis or superior mesenteric artery	＞4 cm
T4	Tumor involves celiac axis or superior mesenteric artery	Tumor involves celiac axis, superior mesenteric artery and/or common hepatic artery, irrespective of size

1）膵癌取扱い規約, 日本膵臓学会（編）, 第7版, 金原出版, 東京, p.14, 2016
2）TNM Classification of Malignant Tumour, 8th ed, James DB, et al（eds）, Wiley Blackwell, New Jersey, p.93, 2017
［1），2）を参考に作成］

の方が有用なのかも知れない（表1）．

👦：オレはUICCの方が合ってそうです．細かいこと抜きに大きさだけ測ればいいんで．

👧：大きさだけですか？　日本の感覚からすれば，大雑把すぎるような気もします．

🧑：ただ，この大きさに関しても，海外の学会に行ってみると，「どうやって大きさを計測するのか？」，「画像上か？　肉眼上か？　肉眼と組織像を合わせてか？」なんて，真面目に議論していたりするから驚くね．特に米国では，膵臓を全割してその割面の写真を撮って切り出し図にする，という日本で当たり前に行われていることが行われていないから，そもそも「peri-pancreatic tissue」への浸潤なんて評価できるわけがないというのも事実だと思う．

👦：へー，マジすか．病理の世界も米国がもっとも進んでいると思ってたんですが．

🧑：もちろん，進んでいること，強い領域などもあるが，お互いの常識と少しずれるところがあるのは事実だろう．

PLはいまだ明確な定義がない?!

🧑：次のPLは，実は日本国内ですらまったく評価基準が統一されていない．何が問題かといえば，PLは「膵外神経叢浸潤」とされているものの，特に外科医に

は，腹腔神経叢から膵頭後面に分布する神経を中心とした領域やSMA神経叢から膵鉤状突起に分布する神経を中心とした領域への浸潤について，必ずしも神経侵襲に限らず，広く含める立場の人が多い．なぜなら，これらの部分には，<u>神経組織だけではなく，線維組織，脈管，脂肪組織も含む厚みをもった領域</u>で，外科医が膵臓を切離する際に認識できるところだからのようだ．

👩：PLって神経侵襲のみではないのですか？

👨：病理学的には，<u>この辺りにある比較的太い神経への浸潤をもって診断する</u>ことが多いのは当然であり，今話したような広義のPLとはズレてしまうが，この議論は必ずしも収まったものではないんだ．

👩：わかりました．自分だけが迷っていると思いましたが，そうでもないことがわかったことで気が楽になりました．

👨：理子先生の二つ目の質問については，時間がなくなったので，私の鷹の目レクチャーの方に回したい．

👩：了解しました．ありがとうございます．

赤丸のメモ書き

- 現在のIPMNは，粘液産生膵癌として，日本から最初の報告が行われた
- IPMN併存膵癌も日本から最初の報告が行われた
- 『膵癌取扱い規約（第7版）』の「膵局所進展度」評価：
    - ①SとRPは，peri-pancreatic tissue［UICC（第7版）］への進展と考える
    - ②膵臓と膵臓外の境界は，Langerhans島の存在を目印に
    - ③PLの評価については，統一された定義がないともいえる
- UICC（第8版）：T1〜T3までは，大きさのみで分類する

理子から一言

頻度の高い症例は，診断報告をすることには慣れてきましたが，だからこそ適切な診断や評価に迷うことがあります．なんとか，自分なりに一つ一つの項目について理解して納得しておきたいと思っています．

「山向先生の鷹の眼レクチャー」

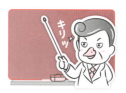

「IPMN 由来癌 vs 併存癌」

　IPMN はその発育進展により浸潤癌になることがある．また，これとは別に IPMN を有する膵臓には 10％程度の頻度で通常の膵管癌が同時性または異時性に発生することが知られている．前者を「IPMN 由来浸潤癌」，後者を「IPMN 併存膵癌」とよんだりする．これら両者の鑑別について，画像も含めた形態上は，両者の位相的関係と組織学的移行像の有無に基づいて三つのカテゴリーに分類される．つまり IPMN の存在が確実であることを前提に，①浸潤癌との組織学的移行像があるものを「IPMN 由来癌」，②組織学的に離れているものを「IPMN 併存膵癌」，そして，③お互いが近接しているものの両者間に組織学的移行像が見出せないものは「いずれにも確定し得ない例」，となる（図）．

　分子異常の側面から見ると，SMAD4（膵管癌では約半数で発現消失，IPMN では保たれている）や GNAS（膵管癌では変異はほとんど見られないが，IPMN では 40％に遺伝子変異が見られる）が両者の鑑別に役立つとされている．

　臨床的にこれらの事実を知っておくことは，IPMN の術後のフォローにも影響する．

　病理学的視点からは，膵管癌と IPMN が同じような組織・細胞環境で発生してくることが興味深いと思われる．

　また，IPMN と膵管癌（その前駆病変の PanIN）の，ある段階までの腫瘍の発育・進展過程は共通している可能性がある．

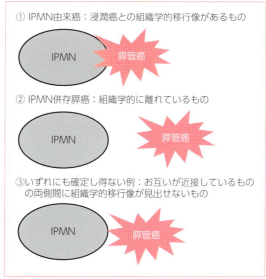

図：IPMN 由来癌と併存癌のシェーマ

第19日目　基準も規約も絶対ではない!?

第20日目
焼け跡を見て何がわかるか？
～膵癌の治療後評価

Gastrointestinal Pathology

今日の症例

69歳，男性．2ヵ月前から心窩部不快感あり，また尿の黄疸を自覚．近医受診し，血液検査で肝胆道系酵素上昇，黄疸所見を認めた．造影CTで膵頭部腫瘍に伴う閉塞性黄疸と診断された．同日緊急入院し，ERCP施行，乳頭切開しステント挿入された．生検で腺癌と診断され，膵頭部癌と診断した．当院に転院したのち術前照射開始，TS-1内服．治療途中で胆管炎を発症して緊急入院．その後，膵頭十二指腸切除が施行された．

病理所見の提示

- 膵頭十二指腸切除検体です．
- 胆管は，乳頭部から10 mmの部から約10 mmにわたり壁外性圧迫による胆管狭窄を認めます．主膵管は途中で完全に途絶していました．
- 組織学的には，非常に高度な間質増生を伴いながら小さな癌細胞巣が非連続性に分布した低分化腺癌です．一部に印環細胞癌様の細胞や高分化腺癌の成分も伴っています．
- 腫瘍は膵臓外脂肪組織への浸潤を認めます．
- <u>高度な線維化を伴うも癌細胞を認めない領域があり，この部位は治療による効果と考えられます．</u>
- 癌の推定残存率は60％程度であり，術前治療の組織学的効果については，Grade 1b相当と判定します．
- リンパ節転移を認めません．

最終組織診断

- Invasive ductal carcinoma, por, Ph, TS1（＜20 mm）, infiltrative type, sci, INFc, ly0, v2, ne2, mpd（－）, ypT3, ypCH1, ypDU0, ypSX, ypRP1, ypPV0, ypA0, ypPLX, ypOO0, ypPCM0, ypBCM0, ypDPM0, R0, pN0（0/29）, M0.
- TNM classification（JPS7th/UICC8th）: pT3 pN0 M0 pStage II A/pT1c pN0 M0 pStage I A.
- Therapy effect: Grade I b.

:イッピー！

：？？　何，それ？

：えっ，読み方はイーピーでしたか？

：まあ，普通に読めばワイピーだろうなあ．

：あ〜，治療後の記号のことですね．本当に規約はいろいろと記号が多くて困ってしまいます．

：それはいえてるな．

：それはそうと，この「yp」ってどこからきているんですか？

：正確にいえば「p」は病理所見（pathologic findings）のことだから，「y」の方だね．

：ああ，そうか．yp でセットではないんですね．

：そう．治療を行うと腫瘍は壊死に陥って，その部は黄色くなるだろう．だから yellow の頭文字をとって「y」にした，という…．

：え，マジすか？

：いや，それで「y」にしたという，ありそうな話がネットにあった．

：あはは（笑）．

：だが，そうではなくて，この「y」は「yield to treatment」の頭文字の「y」だ．規約にも略語の説明でそう書かれている．

：yield って，だけど，それなら「ワイピー」より「イーピー」の方が正しそうですね．

：まあね．

癌の治療後評価の機会が増えてきた

：さて，本題に移ろう．現在は膵癌においても，かなり腫瘍の縮小効果などのある薬剤が開発され，切除不能と考えられた症例でも，治療後に切除できるものも増えてきた．もちろん，患者にとっては，外科切除さえできれば「めでたし」というわけではないが．

：確かに，症例によっては，癌の残存が本当にわずかしか見られないものもあ

第20日目　焼け跡を見て何がわかるか？

153

表 1：病理組織学的治療効果判定（Grading）

	膵癌取扱い規約（第 7 版）		大星・下里分類		Evans 分類
1a	癌の推定残存率が 90％以上	I	癌胞巣に変化を認めるが，癌細胞の破壊を認めず	I	10％未満の癌細胞破壊
1b	癌の推定残存率が 50％以上かつ 90％未満	IIa	癌胞巣の破壊が軽度で生存癌細胞が多数見られる	IIA	癌細胞の破壊が 10〜50％
2	生存しうると判断される癌細胞が中等量認められる（癌の推定残存率が 10％以上かつ 50％未満）	IIb	癌胞巣の破壊が高度で生存癌細胞は少ない	IIB	癌細胞の破壊が 51〜90％
3	生存しうると判断される癌細胞が少量しか認められない（癌の推定残存率が 10％未満）	III	高度に変性し生存不可能な癌細胞が散在する	III	生存細胞が 10％未満
4	生存しうると判断される癌細胞を認めない	IV	癌細胞はまったく見られず，局所的治癒の状態である	IV	生存細胞なし

1) 膵癌取扱い規約，日本膵臓学会（編），第 7 版，金原出版，東京，p.11，2016
2) 大星章一，他：医学のあゆみ 61：618-625，1967
3) Evans DB, et al：Arch Surg 127：1335-1339，1992
[1)〜3) を参考に作成]

りますし，治療法が向上してきていることは事実なのでしょうね．

:そう．で，病理学的には，その治療後の組織を見る機会が増えてきたわけで，このため『膵癌取扱い規約（第 7 版）』（2016 年発行）から放射線化学療法後の組織学的評価法について新たなページを割いて掲載している（表 1）．

:『膵癌取扱い規約（第 7 版）』では写真もたくさんついていたので，だいぶわかりやすくなっていました．

:ただ，他の臓器も含めて，治療後の組織学的評価ということに常につきまとうのが，「焼け跡を見て何がわかる？」ということなんだ．治療で消失したところは，後から見ても本当にそこに癌がないのか，元からなかったんじゃないか，ということが問題になる．壊死などとして観察されるところはまだましで，跡が残っていないと考えられる場合や，縮小してしまった場合は，その治療後の像だけを見ていても，絶対に正しい評価が出来るわけがないだろう．ただし，とりあえず，そういうことを前提としてあくまで一つの方法として，同じ基準を用いて評価することには，一定の意味はあるだろうと思う．

:確かに，そこに見える何かを基準にしないと，ますます宙に浮くような話になってしまうように思いますね．もちろん，画像的な評価は，大まかな大きさの変化には有効でしょうけど．

『膵癌取扱い規約(第7版)』でも治療後評価が規定

😀:今回の規約は，「生存しうると判断される癌細胞の残存率を目安に行うが，癌の消失に対する宿主の組織反応を参考に，癌の残存率を推定する」としたことに特徴がある．治療効果は原則として浸潤巣のみの変化で判定する．したがって，治療後組織に上皮内成分のみが残存しているものはGrade 4 と判定される．これも前提だ．さて，では，実際の標本を見ながら，それらの所見を確認していこう．

🙂:生存しうると判断される癌細胞はどう見分けるんですか？

😀:規約にも書かれているが，病理総論的には核濃縮（pyknosis），核崩壊（karyorrhexis），核融解（karyolysis），核消失がみられる癌細胞は「生存しえない」と考えられる．凝固壊死はしばしば未治療の膵癌でも経験される．たとえば，局所での脈管侵襲によって虚血状態が生じることもあるだろうから．ただ，治療による効果との区別が難しい場合もあるだろうが，そういう場合は「治療効果を過大評価しない」というのが一般的だ．

👧:本例でも見られる線維化の評価も結構難しいと思いました．膵癌は強い線維増生を伴うことも特徴だと思いますので．

😃:確かに！

😀:そのとおりだ．実際，明確に判別するのは難しいだろう．ただ，その分布が偏っていたり，細胞成分が少なくて，硝子様変化が強く巣状だったりするものは治療後の変化の可能性が高い．

👧:ふーむ．やはり難しいですね．

😀:その線維化の成り立ちを考えてみると，癌の desmoplasia とは異なり，組織修復過程で出てくるものだろう．つまり，癌細胞が治療で消失すると，その残骸を貪食し掃除するために組織球が集簇してくるため，時期によってはいわゆる"黄色肉芽腫"様の泡沫組織球の集簇像が見られることがある．また，腺癌細胞は多かれ少なかれ粘液を有しているため，細胞が消失してもそこに粘液だけが残存して粘液の溜まりとして観察される場合もある（図1）．

👧:黄色肉芽腫様の組織球集簇や粘液の溜まりは，慢性膵炎では見られないと思いますので，癌があったことの手がかりとしては，役立ちそうですね．

😀:確かにそうだが，実際には総合的に判断することが大切だと思うよ．

第20日目　焼け跡を見て何がわかるか？

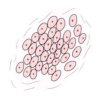
a. 泡沫組織球の集簇

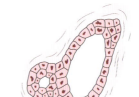
b. 奇怪な核を有する変性細胞の出現

c. 粘液の溜まり

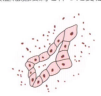
d. 炎症細胞浸潤を伴った変性異型細胞

図1：治療後の組織変化

上皮内癌の残存は無視する?!

:他に治療後評価について何か質問はないかな？

:実は先ほど聞きそびれたんですけど．

:どの話？

:治療効果判定は，浸潤癌について行うもので，上皮内に残存してもそれは評価しないというか無視するみたいなところです．異型上皮じゃなくて上皮内癌が残存しているのなら，完全に治癒したとはいい難いのではないですか？　そこが，どうも気になります．

:他の癌，たとえば乳癌も，乳管内成分が残っていても，完全奏効と判定されるようですので，共通の基準ということなのでしょうか？

:まあ，そういうところもあるので，先ほどは「前提」として話したんだ．規約にはこのように書かれているので紹介しておこう．「上皮内成分の残存の有無にかかわらず，浸潤癌成分が完全に消失した症例はきわめて予後がいいことが知られている．このような病変は病理学的完全奏効と判断されるが，上皮内成分の

残存の意義については今後の検討が必要であるため，上皮内成分の有無について付記することが望ましい」．

👩：経験則から規定はしているけど，まだ，今後の検討によっては変更されることもありそうということですね．

👨：多くの分類や基準は，そのときに「最良」と考えられるものを形にしたものであり，実用的だとは思うが，それが医学的に正解というわけではないということだ．

『膵癌取扱い規約（第7版）』以前の治療効果判定基準

👨：では，せっかくなので「病理組織学的治療効果判定基準」の先駆けであり，多くの分類がこれを基にして，それぞれの臓器に合ったものに変更されながら作られてきたという分類があるので紹介しておこう．それが「大星・下里分類」といわれるものだ（表1）．その原型は1967年に発表されている．実際は「癌放射線療法の病理」とされており，この当時，化学療法による変化は想定されていない．ここで注目されることは，「照射組織における癌細胞の死は，組織学的には個々の死滅癌細胞の融解消失した後に残される欠損像およびその後に起こる組織の収縮像によって示される」としていることで，治療によってできた瘢痕組織が念頭に置かれていることである．

👧：50年，いや半世紀前なのに今とあまり変わらないなんてすごいっすね．

👨：実際の下里先生を存じあげるからいうわけでもないが，とても自分たちは先輩方を越えられないんじゃないかと思うことはしばしばある．病理なら免染に頼ってしまい，その前にちゃんと見るべき組織像の見方が甘かったり，臨床医は臨床医で，画像でなんでもわかったような顔をして大間違いしている例は少なくないよ．

👦：すみませんでした．余計なことをいってしまったようで．

👨：もちろん，今の時代だからこそできることも少なくないので，そこは伸ばすべきだと思う．話が違う方向にずれてきたので，最後に，この膵癌では取扱い規約分類の以前からよく用いられていたEvans分類も同じ表1に示したのでそれぞれ比較してみるといいね．

第20日目 焼け跡を見て何がわかるか？

157

赤丸のメモ書き

- 膵癌取扱い規約：癌の残存率を推定して評価する
- 「治療効果を過大評価しない」が原則
- 生存しない細胞：核濃縮，核崩壊，核融解，核消失がみられる癌細胞
- 癌消失後の組織変化：硝子様変化の強い巣状線維化，泡沫組織球の集簇，粘液の溜まり
- 上皮内成分の残存の意義については今後の検討が必要
- 各臓器で評価判定基準が異なるので注意！

理子から一言

膵癌はもともと線維組織の多い癌腫ですから，線維化巣一つ取り上げてもその評価は容易ではありません．癌の消失過程をイメージして，組織像を観察して判定していきたいと思います．

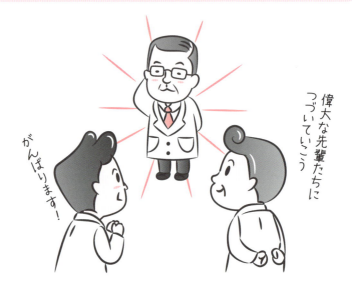

第20日目 理子のちょっと背伸びレクチャー

「組織分類と病期分類」

　これまで「病気は言葉で語られる」ということを，いくどとなく学んできましたが，その代表ともいうべき組織分類と病期分類について考えてみました．

　まず，その目的を考えると，これらに共通するのは，科学的特徴に基づいたグルーピングといえるのではないかと思います．肉眼や顕微鏡で見た病変の姿は，言葉で表現されますが，それは病理学的というか科学的表現だと思います．なぜなら，その病理組織学的特徴は，病変の細胞レベルの性格の一端を表しているものだと考えられるからです．腫瘍なら細胞質に比べて核が大きくなっている場合や，正常組織構築が不明瞭化した像（低分化）は，正常からのその細胞の逸脱具合にもよりますが，増殖能が高まっていることを示唆し，またその性格自体（これは完全にはまだ理解できていませんが）が異常（浸潤や転移能が高まる）になっていることも示唆される像です．

　もちろん，病理組織分類は，その増殖能や悪性的な像だけで決められるわけではありません．まずは，組織形態のいくつかの特徴（たとえば乳頭状だとか管状だとか）でグルーピングされます．しかし，それだけでは，いわば昆虫採集や植物採集のときの分類と同じになってしまいます（ここで出した例に関しては，一般的イメージであり，この点は大目にみてください）．

　病期分類は，治療方針を決定するため，という側面も大きくあります．ここで腫瘍によっては，その組織型決定により，悪性度も同時に示唆するようなものもありますが（たとえば脳腫瘍），次に登場するのが，進展度分類，さらには進行度分類ということになります．これらの組織学的特徴でのグルーピング化，周囲への進展度をベースにしたステージングは，その患者の病気との闘い方の決定にも用いられますが，これらを蓄積した先に，同じ組織型や進行度の疾患に対する病気との闘い方の科学的根拠の形成があるのだろうと思います．

第20日目　焼け跡を見て何がわかるか？

第21日目
その"常識"は何から形成されている？
～膵胆道領域の細胞診

Gastrointestinal Pathology

今日の症例
60歳，女性．肝臓に腫瘤があり前医の生検で肝細胞癌と診断されているが，膵体尾部を巻き込むように増殖しており，腫大リンパ節の集簇にも見える．肝細胞癌の発育としては非典型的であり，他の腫瘍も鑑別に挙がった．膵周囲リンパ節に対して EUS-FNA が行われ，組織診・細胞診に提出された．

病理所見の提示

EUS-FNA 組織標本

- 壊死組織とともに，大小の充実胞巣または，一部には腺様配列をうかがわせる像を示す腫瘍組織が採取されています．一部に毛細血管の介在があります．腫瘍組織には核分裂像が散在性に見られます．
- この像で，肝細胞癌はほぼ否定的と考えられ，むしろ膵原発の神経内分泌癌や腺房細胞癌を鑑別疾患に挙げ，免染をオーダーしました．
- 免染では，AE1/AE3（+），CK7（+, focal），CK20（−），CEA（+/−），trypsin（+, focal），Ca19-9（−），OCH1E5（−），CD10（−），AFP（+），glypican3（+, focal），chromogranin A（+），synaptophysin（+, focal），CD56（−）であり，一部で膵腺房細胞への分化や胎児性腫瘍成分，神経内分泌細胞様の成分を含んだ悪性腫瘍と考えます．Ki-67 index は約 50%です．
- 借用された既往の肝生検体と形態学的によく類似した所見でしたので，肝転移を伴う膵原発の混合性腫瘍をもっとも考えました．

EUS-FNA 細胞診の標本

- 出血性背景に，クロマチンが増加した N/C 比の高い異型細胞が，核密度の高い充実性集塊として認められます．胞体好酸性で核偏在性を示し，核小体明瞭な細胞も見られ，集塊内に腺腔様構造が見られる部分もあることから腺癌を強く疑います．
- ただし，通常の膵管癌にしては壊死物が多いことや細胞像，細胞のほつれが目立つことから，腺房細胞癌や神経内分泌癌なども鑑別に挙げました．

:早いもので赤丸先生の研修の最終日だが，今日の症例は，なかなか難しそうな症例だね．肝臓に肝細胞癌があって，非典型ではあったものの，その転移が腹腔リンパ節にあるかと思っていたら，実は膵臓の悪性腫瘍とその肝臓転移だったということか．

:生検やって病理に肝細胞癌って診断されたら，そう信じるしかないですからね，普通．

:確かに，私が消化器内科にいたときも，初診時のカンファレンスではみんないろいろいっていたのに，病理診断が出ちゃうと，誰も全然何もいわなくなって，ちょっとびっくりしたことが何度かありました．

:まあ，病理医へは「病理診断の重さを考えて日々診断するように！」といいたいが，臨床家には「病理診断も絶対じゃないんだから！」，「違和感があったら連絡してくれ」といいたいね．

:なるほど，そういうことであれば，赤丸先生の病理研修の最終日にふさわしい症例ともいえますね．ぜひ，どちらの立場でも考えられるようにね．

:理子先生，いいこというじゃないか．な，赤丸先生．
　今日は，症例のレクチャーの他にもう一つイベントがあるんだ．理花さん，こちらに．細胞診室の新人細胞検査士の白鳥理花さんだ．

:理花，検査部のローテ終わったんだ．

:え？　理花って？

:妹の理花です．こちら赤丸先生．病理診断科に研修にきてたんだけど今日が最終日なの．

:姉がいつもお世話になっています．よろしくお願いします．

:マジすか？　か，かわっ…．

:赤丸先生の研修期間中にちょうど臨床検査部のローテーション研修でいなかったんだが，この度，細胞検査士試験に合格したので，細胞検査室配属になったんだ．細胞検査士って，合格率30％の難関なんだぞ．

:スゴイっすね．おめでとうございます！

:ありがとうございます．

:理花は，いつも一生懸命勉強してましたから．

第21日目

その "常識" は何から形成されている？

161

😀：よし，挨拶は，それくらいにして，本題に入ろう．

EUS-FNA 組織標本をどう読むか？

😊：今回の症例は，まだ結論が出ていないというか，全体像がわかりませんので，難しいですね．

😀：もちろん，結論がわかってから生検や細胞診像を振り返るのも重要だが，今顕微鏡下に見えるものをどう考えていくかということに焦点を絞っていこう．

😊：わかりました．

😀：いきなり細胞診では，赤丸先生にはハードルが高すぎるだろうから，まず，超音波内視鏡下穿刺吸引（EUS-FNA）生検標本の基本的な見方からはじめることにする．所見は，先ほど理子先生が説明してくれたが，改めて一緒に見ていこう．

　上皮系腫瘍を想定した膵生検標本の見方の手順としては，①組織量の把握，②間質組織の有無，③組織構築の特徴，④細胞所見の評価，などのように見ていくといい．赤丸先生，この症例ではどうだ？

😀：はい．組織量は，小断片状ではありますが，おおむね診断できそうなくらいにはあると思います．間質組織はほとんど見られず，上皮様腫瘍組織だけです．構築は，大小の充実胞巣が主体ですが，一部には確かに腺様配列を思わすところもあります．細胞は比較的小型ですが，核小体が腫大しているようです．

😀：よし，理花さんがいるせいかいつもよりはりきってるね．いいだろう．また，上皮間には毛細血管のような像はあるね．では，この段階での鑑別診断は？今度は理子先生どう？

😊：先ほどいいましたように，神経内分泌癌（NEC）や腺房細胞癌（ACC）を挙げました．

😀：つまり，頻度からすると膵腫瘍のなかでもっとも多くを占める，膵管上皮系腫瘍，つまり膵管癌や膵管内腫瘍は，この段階で否定的と考えたということでいいかな？　その理由は？

😊：はい．間質組織がなく上皮細胞だけですので難しいところはありますが，少なくとも普通の膵癌の像ではないと思いました．充実胞巣が主体の膵管癌はかなり珍しいと思います．また低分化腺癌であればもっと細胞異型性が強いのではな

いかと思います．

😀：考え方としてはおおむねいいと思うが，一つだけピットフォール的なことをつけ加えておこう．今，理子先生は，充実胞巣が主体の膵管癌はかなり珍しい，といったね．ただ，珍しいという印象は，病理に届けられる手術検体が，比較的高分化で小さなもの，つまり手術切除の対象となるものを一般的な膵癌と考えてのものだと思う．しかし，それは膵管癌で切除可能な約20％の膵癌の特徴だということも忘れてはならないね．一方，EUS-FNA検体の守備範囲は非常に広く，結節を作るものすべてが対象だから，低分化腺癌も割合としてはそれほど少ないわけでもない可能性がある．自分の常識を形成しているものが何かということも，いつも頭の片隅に置いておくべきだろう．

👩：ご指摘ありがとうございます．少ない経験でわかったようなことをいってしまったようです．

😀：いや，いつも自分の意見をもちながら，経験にしたがって少しずつ修正していけばいいんだよ．

FNA 細胞診はどう読むか？

😀：細胞診標本の方は，どうだろう．理花君，説明してくれるかな？　ちなみに，その細胞診標本は，穿刺で得られたものを，組織と細胞診に取り分けて提出されたものなので，おおむね組織標本と同一の細胞が採れているはずだが．細胞診の見方の手順が，①背景，②細胞集団の特徴，③細胞像の特徴，ということは，理子先生には以前話したとおりだ（☞ 前書第21日目，p.165参照）．さて，どうだろう？

👧：はい．細胞診標本では，背景は壊死・出血性で，重積性の強い細胞集団が散在性に見られます．集塊内に腺腔様構造が見られる部分があったり細胞集塊の周辺で細胞のほつれも見られ，構成細胞には，核偏在性を示し核小体明瞭な細胞も見られるなど腺癌を強く疑う細胞像だと思います．

😀：穿刺細胞診なので，出血性背景はあまり当てにならないが，壊死を伴っているということは大きな情報だね．細胞診では，膵管癌か，非膵管系の腫瘍かどうかというのは，どう読むのかな？　または，そこの鑑別はかなり難しいのかな（図1）？

👧：一言でいえば難しいと思いますけど，たとえば，NETでは細胞のほつれ方

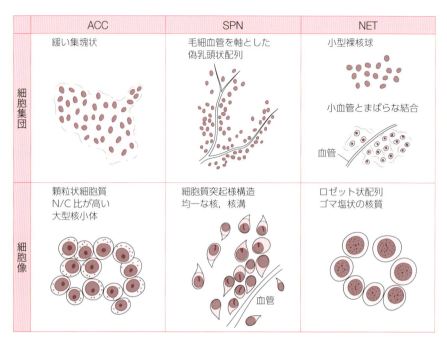

図1：腺房細胞癌（ACC），充実性偽乳頭状腫瘍（SPN），神経内分泌腫瘍（NET）の細胞像

も顕著ですし，一般に細胞は小型ですので，普通の膵癌とは特徴がかなり違うとは思います．しかしACCは，腺房を思わす配列をしているものがあり，これらは必ずしも腺癌を否定できませんし，核小体も目立つので，両者の鑑別は難しいと思います．ただ，穿刺細胞診ですと，ACCの方が，細胞の採取量が一般的には多く，大きな集塊があるかと思うと，一方で細胞のほつれが強いなどの特徴はあると思います．

😀：ということは，腺癌が示唆されるが，ACCの可能性もありうるということだね．赤丸先生もいるので，ついでに充実性偽乳頭状腫瘍（SPN）の細胞像についても教えてくれるかな？

😊：穿刺細胞診なら，SPNは，偽乳頭状構造を示唆する血管を中心にした，シダの葉状の細胞集団が特徴的です．この像があれば，鑑別はかなり絞れます．

😀：細胞の特徴では，区別できないのですか？

:一応，それぞれの特徴は教科書にも書かれています．NET は"ごま塩パターン"の核質が有名で，確かにそういう像が見られることはありますが，細胞診では，結構難しいものの方が多いような気がします．また，ACC は大きな一つの核小体を有していること，SPN では核に切れ込みを有しているのが特徴とされますが，やはりこの所見だけで判別できるほど大きな特徴とはいい難いと思います．もちろん，参考になるときはありますが．

:さすがによく勉強しているね．理花君．

:がんばってるね！

:さすが，理子先生の妹さんですね！

:ありがとうございます．

生検検体の観察フロー

:では，最後に，膵臓の FNA 検体の組織標本を見るときのポイントをもう一度まとめておこう．

　まず重要なのは，得られた検体が，組織学的評価に耐えうるかということ．それには，量と質の問題がある．また組織量は多いのに異型細胞がない場合は，サンプリングエラーや自己免疫性膵炎（AIP）などの非腫瘍性病変などが考えられるので，臨床担当医と情報交換する必要があるだろう．

　異型細胞が見られた場合は，まず大雑把に膵管上皮系か非膵管上皮系と考えながら見るといい（図 2）．画像所見などの情報も参考になるが，一方でそれに引っ張られ過ぎないようにしなくてはならない．非膵管系腫瘍の鑑別は，その形態診断だけでは難しい場合が多く，最終診断にはやはり免染を行う必要があるんだ．その場合，たとえば ACC を疑う場合は，腺房細胞マーカーだけでなく，神経内分泌マーカーも同時にオーダーして，いわば「挟み撃ち」にするといい．

:なるほど．

:膵管上皮系の場合は，すなわちそれが腺癌か否か，つまり悪性か良性か，ということになる．生検の場合，少量の上皮片しか見られない場合は，いっそう診断が難しくなるが，間質組織と一緒に採取されている部がある場合は，間質線維の流れと腺管走行が無秩序であるかどうかなど，またその線維化が desmoplasia と考えられるものかなどを見るんだ．

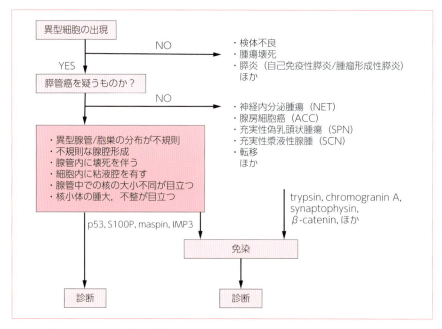

図2：膵生検の見方（診断手順）

👦：そうなんですね．

👨：上皮が遊離状の場合は，上皮内に腺腔形成，またはそれをうかがわせる細胞配列などがあるか，腺腔形状が不整ではないか，腺管内に壊死はないかなどを考えながら見て，強拡大では，細胞内粘液の有無，小腺管のなかでの核の大小不同が目立たないか，核小体の腫大，核縁の不整（凹凸，切れ込みなど）はないかを見ることが重要だ．それでも確定診断が難しい場合で検体量に余裕があれば，免染（p53，IMP3，maspin など）などを加えると，役に立つ場合がある．ただこでも，過剰評価しすぎないように，たとえば p53 なら核に強く染まる細胞が密に存在する場合に限り有意と取るべきだろう．

赤丸のメモ書き

- 理子先生の妹➡理花さん，細胞検査士
- 膵生検標本の見方の手順：①組織量の把握，②間質組織の有無，③組織構築の特徴，④細胞所見の評価
- 腺癌を疑う所見（生検）：上皮内腺腔形成，腺様細胞配列，不整な腺腔形成，腺管内壊死，細胞内粘液含有，小腺管のなかでの核の大小不同，核小体の腫大，核縁の不整（凹凸，切れ込みなど）
- 腺癌を疑う所見（細胞診）：背景壊死性，重積性の強い細胞集団，細胞集塊内の腺腔様構造，細胞集塊周辺で細胞のほつれ，構成細胞は核偏在性で核小体明瞭，など
- 細胞診の見方の手順：①背景，②細胞集団の特徴，③細胞像の特徴

理子から一言

組織標本は手術検体で，細胞診は膵液検体で構築されてきた診断体系が，EUS-FNA の発展により変わってきているのだということを改めて感じました．自分のなかの常識がその病変の本当の姿と一致しているのか，常に考えながら，これからもがんばって勉強していきたいと思います．

第21日目　その"常識"は何から形成されている？

MEMO

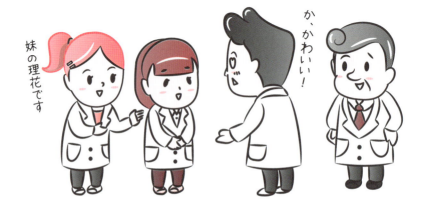

第21日目 理子のちょっと背伸びレクチャー

「従来の細胞診と液状検体細胞診」

液状検体細胞診（liquid-based cytology：LBC法）は、採取した細胞を専用の保存液に回収し、専用の機器を用いてプレパラートに均等に塗抹して標本を作製する方法です。また、セルブロック法とは、細胞診検体をなんらかの方法で固定しパラフィンブロックを作製し、通常の組織検体のように包埋、薄切を経てプレパラート標本を作製して観察する方法です。最近増加している、EUS-FNA検体も、施設により、これらの方法のどれか、またはいくつかの方法を組み合わせた検索が行われています。それぞれの特徴などを表にまとめてみました（☞前書第19日目、p.148も参照）。

表：細胞診標本の比較

	従来の細胞診	液状細胞診	セルブロック法
形態	・細胞集団の特徴を捉えやすい	・細胞個々の特徴を観察しやすいが、細胞集団の特徴は捉えにくい ・従来法と診断基準が若干異なる場合がある ・扁平上皮系細胞より腺系細胞で形態が異なりやすい傾向がある	・組織標本で見られる細胞像と同様 ・細胞集団は観察できるが、その特徴（細胞の重なりや接着性など）は従来法より捉えにくい
免染	・通常は1回	・細胞があれば複数回可能	・複数回可能
利点	・簡便 ・安価 ・これまでに確立された診断基準がある	・細胞の重なりが少なく、均一な観察が可能 ・標本上の観察野が狭い ・残存する検体を用いて遺伝子検索などが可能	・パラフィンブロックなので取り扱いが容易 ・連続切片などで同一細胞の複数枚標本作製が可能 ・半永久的保存が可能 ・DNA抽出などにも使用可能
欠点	・細胞が均等に分布せず、重なりにもムラがある ・免染などを行うと、パパニコロウ染色像を失う	・高価な専用機器が必要 ・使用機器により細胞像も若干異なる ・液状の残検体の保存スペースが必要 ・従来の細胞診の診断基準を、そのまま適用できない場合がある	・試薬の調整が面倒 ・手技が煩雑 ・細胞が少数の場合は、回収率がわるい

第21日目　その"常識"は何から形成されている？

第4章　特講〜はじめての研究

研究課題はこう見つけるべし！

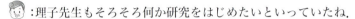

😊:理子先生もそろそろ何か研究をはじめたいといっていたね．

🙂:はい，自分でもそろそろ先輩方のように，研究をしたいと考えています．

😊:これまで病理診断科で学んできたことや経験を生かした研究ができるといいね．また，「『研究をやる』ためだけの研究」ではなく，臨床にも直接的，また間接的にでも活かせる内容になるといいと思うよ．

🙂:はい，そんな研究ができたらうれしいです．

😊:そんなわけで，今日はまず，研究課題の見つけ方（図1）について考えてみようと思う．理子先生は，ある程度興味のあるところもはっきりしてきただろうが，赤丸先生もいるので，一般的というか，自分の経験からの提案的なものを話そうと思う．

🙂:僕は研究はまだまだですが，いずれはそういう時期がくると思いますので，今のうちに教えてもらえるとうれしいです．よろしくお願いします．

まずはこれまでに生じた疑問から

😊:研究課題の見つけ方はいろいろあると思うが，まずは臨床やこれまでの病理診断の研修のなかで出会った症例や，そこで生じた疑問みたいなことからスタートするのが一番だと思う．ただし，一方で時間も無限にあるわけではないので，ある程度限られた時間と資源を利用してできる研究を考えることが必要な場合があるのも事実だよね．そういう意味で多少なりとも上司や先輩などに相談してみることはお勧めだ．理子先生の場合は，私にも相談してくれるとうれしい．

🙂:もちろん，そのつもりです．よろしくお願いします．

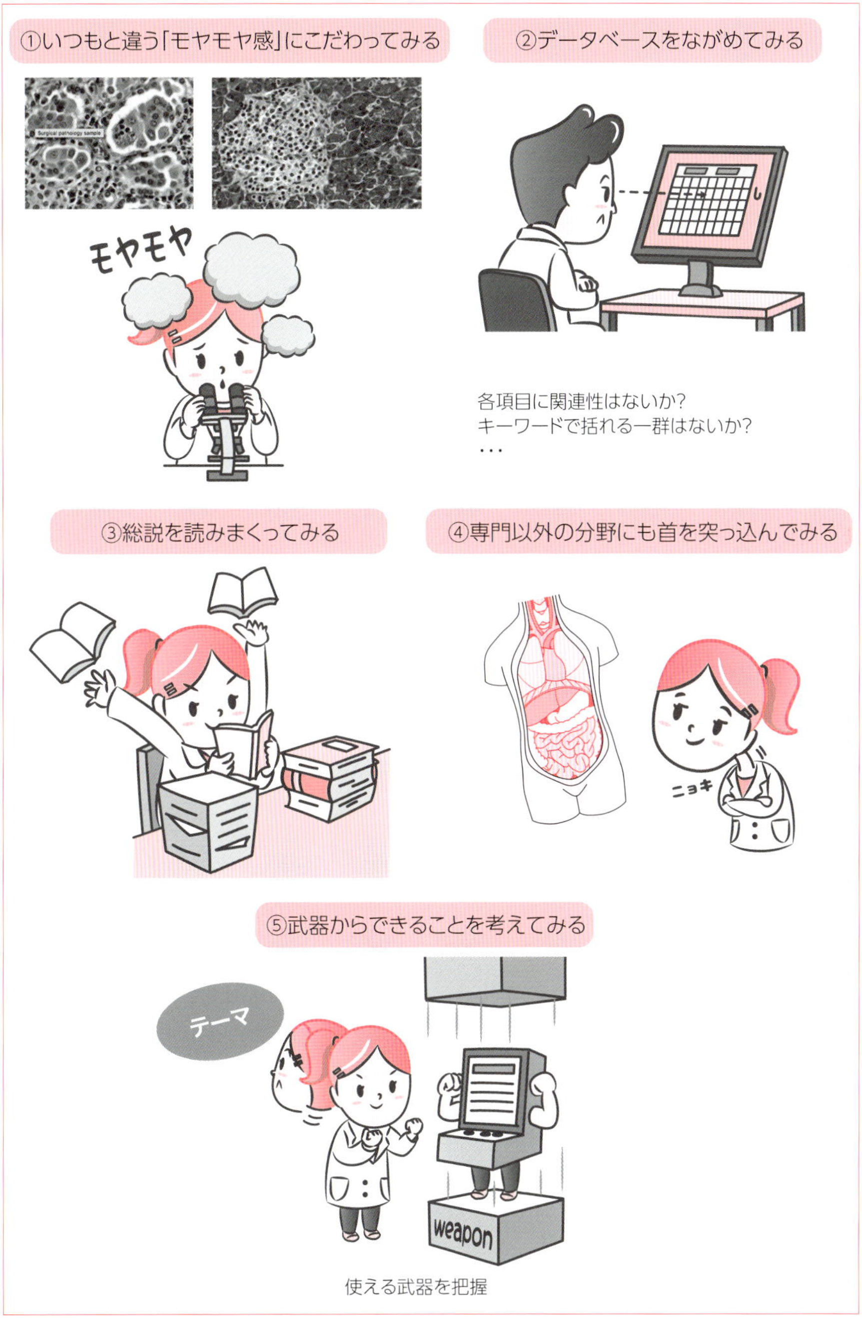

①いつもと違う「モヤモヤ感」にこだわってみる

②データベースをながめてみる

各項目に関連性はないか？
キーワードで括れる一群はないか？
・・・

③総説を読みまくってみる

④専門以外の分野にも首を突っ込んでみる

⑤武器からできることを考えてみる

使える武器を把握

図1：研究課題の見つけ方のポイント

特講1
研究課題はこう見つけるべし！

：うん，それなら私も精一杯サポートするよ．ただ，まずは自分で課題を探すことも重要なので，そんな場合を想定して，その見つけ方を考えてみよう．ある程度テーマが決まっている人たちは，まずそれを上司に伝えて，そこからまた，それをより具体化していくように話し合っていくのがよいと思う．

いつもと違う「モヤモヤ感」にこだわってみる

：医学研究の基本は，症例1例1例を大切にすることからはじまると考えている．これは，これまでもときどき話していることだね．そうした積み上げから研究課題はおのずと見えてくる場合があるだろう．多くの症例を経験することは，その病変の共通項を知るとともに，たとえ同じ診断名がついた腫瘍でも，症例ごとに何かしらの特徴があることがわかる．そのような特徴のバリエーションを知ったうえで，ある症例の「いつもと違う何か」を感じられるようになれば研究課題は身近なところに見つかる可能性が出てくるだろう．

：山向先生がよくいわれる，いつもと何かが違う"モヤモヤ感"ですね．

：そうそう，それ．

データベースをながめてみる

：自分のなかに症例ごとのさまざまな情報がインプットされ蓄積されてくれば，それが頭のなかで融合，発展して新たなアイデアが生まれたりすることは，医学研究に限らず誰でも経験することだろう．また，漠然とでも対象とする疾患や病変が決まってきたら，そのキーワードで症例を検索してみて，それらのデータベースをながめてみると，思いがけず「共通している特徴」に気づいたり，たとえば臨床予後との関連で気になる所見が見えてきたりなど，なんらかの発見があるかも知れないね．

：なるほど，おもしろそうですね．

：また，もし症例ベースの研究テーマが見つかったら，最初にやるべきことは，データベースの構築，整備を行うことだ．この作業は結構大変だし，一つの空欄を埋めるのに，大変な思いをすることもあるが，最初に研究の核となるデータベース構築ができると，情報が情報をよぶ場合もあるし，そこからまた新たな研究テーマが見つかったりすることもあるだろう．

👩：エクセルファイルに作ればいいですか？

👨：そうだね．ただし，忘れてはならないのが，倫理申請とファイルの暗証番号設定などファイルのセキュリティーの確保だ．

👩：最近，注意喚起のメールがたくさんきますね．

総説を読みまくってみる

👨：ある著名人がこんなことをいっていた．物知りで有名なその彼は，何か新しい分野や物事を学ぼうとするときは，専門書ではなく，一般の人，場合によっては中学生などを相手に書かれた入門書数冊を読破するらしい．そうすると少なくともそのことについての全体像が理解できてくるので，そのあとは専門書を読んでもちゃんと理解できるようになると，まあ，そんなことだった．

👨：それオレも聞いたことがあります．

👨：これって研究をはじめるにあたっても大いに参考になることだ．何事もそうだが，全体像を把握しているかいないかは，その後の物事の吸収力にも大きく影響するはずだ．研究に関していえば，和文の総説を数本読んで，英文総説も数本読めば，そのテーマの概要や動向，問題点なども理解できてくるだろう．これを利用しない手はない．そうすれば，それから原著を読むのが圧倒的に楽になるはずだよ．

専門以外の分野にも首を突っ込んでみる

👨：理子先生が，消化器領域が好きなのはいいが，時にはそれ以外の雑誌に目を通してみるのもいいだろう．専門性を高めることももちろん重要だが，専門分野以外のことを知ることによって自分の研究を進めるヒントを得られることは少なくないもんだ．まあ，そう構えなくても，特に若いうちは，「自分の世界を広げてみる」とでも思いながら，色々と首を突っ込んでみるといいと思うよ．

👩：病理診断科の研修に入れてもらってから，消化器以外にもいろいろな病変を見る機会があり，新たな発見もさせていただいています．同じ腺癌でも臓器によってずいぶん違うので最初は驚きました．

👨：いいことだ．ぜひ，好奇心を持続させてほしい．

特講 1　研究課題はこう見つけるべし！

武器からできることを考えてみる

:あと，これはとても実際的なことで，研究指南書にもあまり書かれていない
かも知れないのではと思うが，自分が置かれた環境で使える武器から研究計画を
考えるべきだと思うこともある．症例自体もそうだし，保存検体，凍結組織があ
るか，パラフィンブロックだけか，免染はできるだろうか，遺伝子チップはどう
か，NGS解析可能か，細胞培養は，その他諸々，それを行える実験機器が近くに
あるのかなど．それらの自分の研究で使える武器も考えたうえで，研究計画は立
てるべきだろう．

:いわれてみればそんな気もしますね．

:もちろん，確固たるテーマがあれば，それを解決するために，場合によって
は他施設の研究者の手や解析機器を借りるということは当然「あり」なので，そ
れと「武器から考える」は，少し視点が異なることは理解してほしい．

さいごに

:これまでいろいろと，特に理子先生のように学位論文などのための研究
テーマを考えているような人たちを想定して話してきたのだけど，さいごに，も
う一つだけいっておきたいことがあるんだ．

:はい，何でしょう？

:研究課題って，実際的には上司が決めたものをやるか，そうでなくても指導
者と十分に話し合って決めることが普通だろうと思う．そんなとき，自分の興味
に近い課題が与えられればラッキーと思うだろう．しかし，もしそうでなかった
としても，すぐにがっかりする必要はないと思う．もちろん，興味があればはじ
めから全力で課題に取り組むことができるだろう．しかし，そうでなくても，ま
ずは上司の提案に従って仕事をはじめてみることも重要であり，その課題につい
ての知識が増えてくると，自然に興味もわいてくるものだ．そうなれば，それま
で興味がなかっただけ伸び代は大きいかも知れない．また，自分の世界を広げた
り発展させたりする機会になるかも知れない．他人に教えてもらえなければ思い
つかなかったことだとポジティブに思うことができたら，もう，テーマは自分の
ものになってきているはずだ．あとは，突っ走るだけだ．

:はい．後日，自分の研究計画をもって相談させていただきます．
:楽しみに待っているよ．

理子から一言

いよいよ私もリサーチ開始です！今回の助言のなかで，私はまず，自分のなかで温めているテーマに関連した総説をたくさん読んでみることからはじめるつもりです．みなさんも，ピンときたことからはじめてください．

特講1 研究課題はこう見つけるべし！

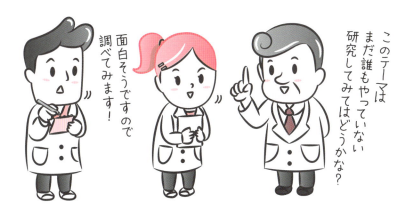

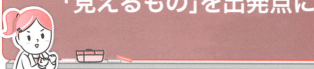

特講2
「見えるもの」を出発点にすべし！

🧑:さて，前回，研究課題の見つけ方について話したが，今日は，一つの研究スタイルとして「病理形態学を基盤にした研究」（図1）について話してみたい．このなかから，何かヒントが見つけられたらうれしい．

内容を簡単にいうと，<u>その疾患の病理像とそれを織りなす要因，原因となる分子の動きを結びつけながらその病態に迫る</u>といったようなものだ．

👧:何だかおもしろそうです．

🧑:多くの論文で，最後に「これらの結果は本腫瘍の治療ターゲット候補になるだろう」なんて書いているけど，あんなもんは，本当に能天気なセリフが大半なので，使いたくないが，まあ一応，そういうことも夢見ながら，現実的なところでがんばっていこう．

👧:はい，わたくし，体力には自信がありますので，実験もたくさんがんばります．

🧑:頭でっかちで，何も体を動かさない内から，「それはね，○○だから」なんて，いっている物知り顔な若者も少なくないなか，理子先生の行動力は傑出したものがあるね．<u>結局，物事を動かすのは，行動力だから</u>，ぜひこれからもその調子でやってほしい．な，赤丸先生も，まずは行動だ．そこは臨床でも病理でも研究でも同じだ．

🧑:はい．理子先生を見習ってがんばります！

「見えるもの」を出発点にする

🧑:「病理形態学を基盤にした研究」というと，何だか堅苦しいものに感じるかも知れないが，要は「見えるもの」を拠り所にした研究といい換えることもできる．

① 「見えるもの」を出発点にする

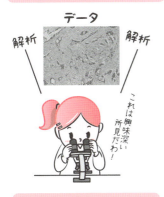

② 「見えるもの」から目には見えない（病像の本質）ものに迫る

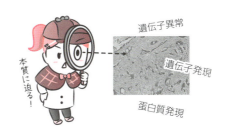

③ 「見えるもの」を純化する

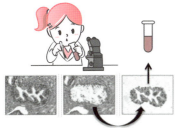

たとえば目的の組織構造のみをマイクロダイセクション装置で切り出して解析する

④ 「見えるもの」を再認識する

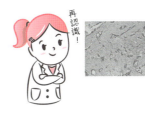

（例）癌の周囲には間質が多い
血管はどれくらいあるか？
浸潤細胞の種類は？

⑤ 「見えるもの」に帰る

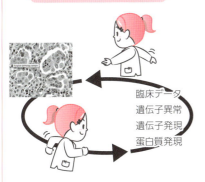

臨床データ
遺伝子異常
遺伝子発現
蛋白質発現

⑥ 「見えるもの」の強みと弱みを認識する

＜強み＞
・自分に見えるものは，人にも見せられる
・視覚に訴えるため説得力が増す
・肉眼，光学顕微鏡での形態認識なら簡便にできる

＜弱み＞
・所詮は「見た目」
・捉える人によって捉え方が異なる（客観性が課題）
・人間の判断力，形態認識力に影響される
・すでにほとんどの所見が見つくされているかも？

特講2　「見えるもの」を出発点にすべし！

図1：病理形態学を基盤にした研究のコツ

:なるほど，いつも見ている病理像を活かすということですね．

:まあ，そんなところさ．ある病変や病態を解析するためには，さまざまな視点からのアプローチが考えられるよね．病理形態学を基盤にしたアプローチも所詮はそのなかの一つに過ぎないといえるだろう．しかし，特に病理診断が関与するような疾患や病変を研究対象とする場合には，病変の二次的変化に囚われることなく，組織や細胞そのものの変化に注目し，そこから病態について考える，という方が病態の本質に近づきやすい場合が多いのではないかと思っているんだ．

:具体的にはどんな例がありますか？

:たとえば，膵管内乳頭粘液性腫瘍（IPMN）は，すでによく知られた腫瘍だよね．たとえば，この腫瘍にもこれまでさまざまなアプローチがなされ，少しずつ知見が蓄積されてきた．IPMN で見られる膵管拡張に注目した人もいるだろうし，その豊富な粘液産生に注目して解析を進めた人もいるだろう．これらも「目に見える」変化ではあるのだが，IPMN で膵管が拡張することは，その腫瘍の本質ではなく，どちらかといえば豊富な粘液産生による結果であると考えられる．

:なるほど，そこが出発点じゃないということですね．

:そう考えると，その特徴的な粘液を産生した細胞の存在は無視できない．それどころか，実態そのものだということもできるかも知れない．だから，その腫瘍細胞自体から捉え直し分析すべきではないかというのが，病理形態に基づいた研究の一つの考え方かな．「見えるもの」を出発点にしてみるということである．

:なるほど，IPMN だったら，細胞の特徴が「見えるものの始点」になっているということですね．理にかなっているように思えます．

「見えるもの」から目には見えないものに迫る

:まあ，こう考えるのは，病理医は，毎日，顕微鏡を通して腫瘍像やその細胞像などと対峙しているからともいえるだろうけどね．純粋に，そこに見えている細胞の性質なり性格が知りたいと思うこともしばしばあるから，それを追求しようというところに研究を推進させるエネルギーが湧いてくるということなんだ．

:山向先生が顕微鏡を険しい顔で見られているときは，そんなことを考えていらっしゃったんですね．

:えっ，そんなに険しい顔をしているつもりはないが，自然とそうなっているのかな．まあ，それはそれとして，概して病理医は形態変化を顕微鏡で捉えることに慣れているので，その形態変化を示している細胞だけを抽出し，その遺伝子異常や発現異常も知ることができるというわけだ．

:はい，自分も追求心をもってがんばります！

「見えるもの」を純化する

:それによって目には見えないものにも迫っていけるというわけだ．実際，このような細胞採取のための方法もいろいろと考案されてきているし．

:先ほどいわれた，「見えるもの」を純化するということですね．

:それは，腫瘍組織片をすり潰して解析する場合に比べ，腫瘍細胞以外の組織，たとえば線維組織，血管，炎症細胞などの混入によるデータのノイズを最小限にすることで，腫瘍の特徴をより正確に解析することに繋がるだろう．また，多くの場合，腫瘍のなかも均一ではなく，むしろその不均一性にこそその腫瘍の性格が現れたりする．

:その不均一性も加味した解析が必要ということですね．

:そう．そうして切り込んで，通常の顕微鏡観察では「見えなかった」新たに得られた知見と，その病変の病理学的特徴，たとえば，癌の研究なら，腫瘍の組織型，分化度からはじまって静脈侵襲や腫瘍の進展度などさまざまな因子や臨床所見などとの相関を見ていくと，臨床との繋がりもよりイメージできるようになるだろう．

:なんだか，おもしろそうっすね．

「見えるもの」を再認識する

:しかし，もうひとつここで重要なことをいっておこう．腫瘍を解析するなら腫瘍細胞を解析しろ，と話してきたわけだが，広い意味の病理形態には，腫瘍細胞の形態ばかりが含まれるわけではない．癌による二次的変化ももちろん含まれはする．

:といいますと…？

:IPMN における膵管の拡張は先ほどいったように物理的な変化だろうが，そうではなく，たとえば，腫瘍の部分には免疫細胞が浸潤してきたり，血管新生，線維芽細胞の増生なども見られる場合がある．これらを腫瘍の微小環境とよんでいるが，このような変化をさまざまに捉えることも，現在では癌に切り込む方法として，盛んに行われている．腫瘍は，腫瘍細胞だけでできているわけではない，という考え方だね．この視点は病理組織をよく見ている病理医には容易に理解できることであるが，そうでない研究者が見落としがちな視点である．培養細胞の結果がなかなか実際の臨床的な事象に繋がっていかないのには，こういうことが一因として考えられる．

:反対にいえば病理像を知っている者にとっては，長所として研究にも大いに活かせる視点だということですね．

「見えるもの」に帰る

:あと，研究が発展して進んでいった場合も，最終的に形態に戻ってくるということも忘れないようにしたい．とても基礎的な論文のなかにも，病理組織での視覚化像がお供え程度にあったりするが，その1枚の写真で，そこまでの基礎的実験結果の説得力に影響を及ぼす場合があるから，そういう意味でも，今回話している病理形態学を基盤にした研究では，「形態にはじまり，形態におわる」ということを忘れないようにしたい．

:心します．

:オレもっす．

「見えるもの」の強みと弱みを認識する

:腫瘍へのアプローチについて話してきたが，たとえば，炎症性疾患を研究対象にすれば，その評価指標が変わってくるのは当たり前のことだが，そこに見えているものを研究対象にする，という基本的考え方は変わらないんだ．

:わかる気がします．

:もう一つ，本当は最初に話すべきだったかも知れないが，組織の「形態変化」といっても，所詮は「見た目」の変化なんだ．だからこそその強みもあれば弱

みもあるのも当たり前のことだよね．そのことについてもまとめておこう．

:強みはわかってきましたが，弱みは何でしょうか…？

:強みとしては，人が捉えられる病理組織の変化の「見た目」は，それを人にも見せることができるので説得力が増す場合があるだろう．この形態変化を捉えるには，顕微鏡があればよく，この簡便さも特徴であり強みといえる．

　弱みは，所詮は「見た目」なので，それを捉える人によって捉え方が異なる場合があるということだ．この「主観」をゼロにすることはなかなかできない．また，人間には判別できない現象も少なくないはずだ．これは形態学の一つの限界だろうが，だからこそ，その形態からスタートして，形態では認識し得ない遺伝子や蛋白質の変化を調べてみようという考えが湧き上がってくるという風に考えればいいと思う．

:それぞれの項目について，もう一度復習して，自分の研究テーマを固めていきたいと思います．ありがとうございました．

:自分も今後の参考にします．

理子から一言

臨床にいたときに，患者さんの症状や画像所見，内視鏡所見，経過などから病態を考えていましたが，病理診断を勉強させてもらってきて，だいぶミクロの実態もわかってきました．そこを基点に病態を考えたり解析したりするという研究分野にも興味が湧いてきました．最終的には，いろんな視点をもって患者さんの病態を捉え，なんらかの形で患者さんに還元できるようになりたいと思っています．みなさんも一緒にがんばりましょうね！

特講2

「見えるもの」を出発点にすべし！

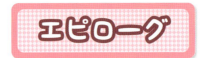

👨:赤丸先生の3週間もあっという間だったが,どうだったかな.少しは身についたかな?

👦:はい.これまでのローテーション研修のなかでも,群を抜いて勉強になったと思います.まだ,全部消化できてはいませんが.

👨:まあ,考え方の道筋のつけ方などがわかれば,あとは,これから少しずつでもさまざまな疾患を経験していくときに身についたり,なるほどこういうことだったのかとわかったりすることもあるだろう.まあ,がんばって普通にちゃんとした医師になってくれ.

👩:赤丸先生は,実はとても素直な人なので,きっといろいろ吸収したと思いますよ.

👦:理子先生には,本当にお世話になりました.次のローテーション先の呼吸器内科でも病理や細胞診が結構関わってくるようですので,ときどきお邪魔しに行くつもりです.構いませんか?

👩:もちろん,歓迎しますよ.また,細胞診のことでは,妹の理花もよろしくお願いします.

👦:ああっ,そんなつもりでいったのでは….

👨:赤丸先生は,本当に素直でわかりやすいね.細胞検査士の理花君には,変な誘いには乗らないようにいっておかねば(笑).

👦:だから,そんなことはありませんから.真面目に細胞診のことを聞きに行くだけです!

👩:ふふふ(笑).

👨:まあ,病理診断科に出入りする臨床医が増えるのはわるいことではない.

👨:理子先生は,病理の研修をおえたら消化器内科に戻られるんですか?

👩:迷ったんだけど,せっかく研究もスタートさせたので,消化器内科の部長先

生に相談したの．そうしたら，どちらもやればいいんじゃないか，ていってもらえて．しばらくは病棟で患者さんの受け持ちにはならないけど，内視鏡検査とか消化器内科のカンファレンスとかには参加しながら，病理でも週に3日くらいは仕事をさせてもらえることになったのよ．

🧑‍⚕️：何だか，理子先生にピッタリの勤務日程ですね．

👨‍⚕️：というわけで，理子先生も，もうしばらくはここにもいることになり，妹の理花技師もいるから，私ももう少しがんばろうかという気になってきたよ．そろそろ引退してゆっくりしようかと思っていたのだが．

👩：山向先生が引退なんて，冗談ですよね．まだまだ，私たちやこの病院のためにも患者さんのためにもがんばってくださいね！

👨‍⚕️：君たち…（涙目）．

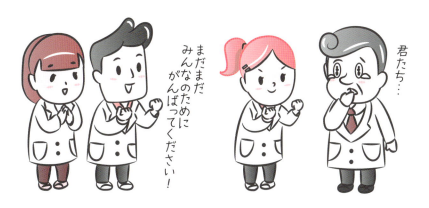

索引

太字は「理子のちょっと背伸びレクチャー」および「山向先生の鷹の目レクチャー」を示す

欧文

A

acinar cell carcinoma（ACC） 137, 164
AE1/AE3 10
AFP産生胃癌 50
AML 108
anaplastic carcinoma ☞退形成癌
APC 83
autoimmune hepatitis（AIH） 98
A型胃炎 33, 36

B

BCL-10 141
Bil-IN 117
Borrmann分類 **39**
Burkittリンパ腫 49, 56, 57
burn out NASH 101
B型胃炎 33, 36
B細胞性 60

C

CAM5.2 11
CAPポリポーシス 93
carcinosarcoma ☞癌肉腫
CD45 10
centroblast ☞中心芽細胞
centrocyte ☞中心細胞
chromogranin A **143**
chronic active EB virus infection（CAEBV） **55**
CK20 12
CK7 12
colitic cancer 82, 85
collagenous band ☞膠原線維束

collagenous colitis（CC） **87**

D

double-ballon enteroscopy（DBE） 57
diffuse large B cell lymphoma（DLBCL） 56
dysplasia ☞異形成

E

EBウイルス（Epstein-Barr virus） 49
　——関連胃癌 51
　——関連腫瘍 **55**
EBER-*in situ* ハイブリダイゼーション 60
Edmondson-Steiner分類 **39**
Eggelの分類 **39**
EMA 11
endocrine/enterochromaffin cell micronest（ECM） 32
endoscopic ultrasound-guided fine needle aspiration（EUS-FNA） 162
enterochromaffin-like（ECL）細胞 34
Evans分類 158

F・G

focal nodular hyperplasia（FNH） 5, 104, 105
gastroesophageal reflux disease（GERD） 18
gastrointestinal stromal tumor（GIST） 26
ghost-like appearance像 68
glutamine synthetase（GS） 109

GNAS **151**
Granzime 60

H

Helicobacter pylori（*H. pylori*） 34, 36
hepatocellular adenoma（HCA） 5, 108
HMB45 11
Hodgkin リンパ腫 61

I

IgG4 関連硬化性胆管炎 **127**
IgG4 関連疾患 121
IgG4 関連胆管炎 122
IMP3 166
inflammatory bowel disease（IBD） 73
inflammatory cloacogenic polyp（ICP） 90
intraductal papillary neoplasm of the bile duct（IPNB） 113
——type 1, type 2 117
intraductal papillary mucinous neoplasm（IPMN） 113, 130, 145
——併存癌 **151**
——由来浸潤癌 **151**
intraepithelial lymphocytes（IEL） **87**
intra-epithelial papillary capillary loop（IPCL） **23**

K

karyolysis ☞核融解
karyorrhexis ☞核崩壊
Ki-67 21
Kuromaru の分類 **39**

L

late-onset acute rejection **103**
leukocyte common antigen（LCA） 10
liquid-based cytology（LBC 法） **168**
localized colitis cystica profunda（CCP） 90
Ludwig 分類 **39**
lymphocytic colitis（LC） **87**
lymphoepithelial lesion（LEL） **71**
lymphoproliferative disease ☞リンパ球増殖症

M

Mallory-Denk 小体（MDB） 99, 101
maspin 166
Matteoni 分類 99
MelanA 11
microscopic colitis **87**
Miettinen 分類 **39**
mucinous cystic neoplasm（MCN） 130
mucosal prolapse syndrome（MPS） 89

N

Nakanuma の分類 **39**
neuroendocrine tumor（NET） 138, 164
nodular regenerative hyperplasia（NRH） 108
non-alcoholic fatty liver disease（NAFLD） 97
non-alcoholic fatty liver（NAFL） 99

P

p53 21, 166
primary billiary cholangitis（PBC） **79,** 96
peri-pancreatic tissue 148
primary selerosing cholangitis（PSC） 121, 122, **127**
pseudosarcoma 29
pyknosis ☞核濃縮

R

reflux esophagitis ☞逆流性食道炎
rejection activity index（RAI）**103**
Riddell の分類　83
RNF43　83
RP ☞膵後方組織の浸潤

S

S ☞膵前方組織の浸潤
S100　11
S100P　166
sarcomatoid　27
Scheuer の病期分類　**39**
serous cystic neoplasm（SCN）　130
SMAD4　**151**
so-called "carcinosarcoma"　28
solid pseudopapillary neoplasm
　（SPN）　130, **143**, 164
solitary ulcer syndrome of the
　rectum ☞直腸孤立性潰瘍症候群
squamoid nest　**143**
starry-sky 像　56
submucosal tumor（SMT）　**31**
synaptophysin　**143**

T

T ☞膵局所進展度
T cell-mediated rejection（TCMR）
　103
TIA-1　60
tingible body macrophages　59
TP53　83
trypsin　141, **143**
T 細胞性　60

U

UICC ☞国際対がん連合
ulcerative colitis（UC）　73, 81
undifferentiated carcinoma ☞未分化
　癌
Updated Sydney System（USS）　35

V・Y

Vienna 分類　**39**
volcano-like appearance　**23**

Yamada の分類　**39**

ギリシャ文字

α-inhibin　**143**
β-catenin　**143**

和　文

い

胃炎
　萎縮性——　35
　科学性——　36
　自己免疫性——（A 型胃炎）　34, 36
　多発巣状萎縮性——（B 型胃炎）　34,
　36
　非萎縮性——　35
　吻合部ポリープ状肥厚性——　**47**
　ポリープ状嚢胞状——　**47**
　慢性——　33
異形成　81, 82
異形成病変　80
異型度　41
萎縮性胃炎　35
胃食道逆流症（GERD）　18
一次濾胞　59
胃腸炎
　好酸球性——　**95**
胃腸管間質腫瘍（GIST）　26
胃底腺ポリープ　**47**
胃ポリープ　**47**
いわゆる癌肉腫　28
陰窩炎　77
陰窩膿瘍　77
インゼル　**23**

え

液状検体細胞診（LBC 法）　**168**

炎症性総排出腔ポリープ（ICP） 90
炎症性腸疾患（IBD） 73
炎症性類線維性ポリープ **47**

お

黄色肉芽腫 155
大星・下里分類 157
オルガノイド 129

か

潰瘍性大腸炎（UC） 73, 81
化学性胃炎 36
核消失 155
核濃縮 155
核崩壊 155
核融解 155
過形成性ポリープ **47**
肝移植
　生体—— **103**
　——後肝障害 **103**
肝炎
　自己免疫性——（AIH） 98
幹細胞 137
肝細胞腺腫（HCA） 5, 108
肝細胞の風船様腫大 99, 101
肝臓の充実性/結節性病変 **111**
管内発育型胆管癌 114
癌肉腫 25

き

偽肉腫 29
偽膜 **23**
逆流性食道炎 17
京都分類 36
極性消失 20
虚血 65
虚血性腸炎 65
拒絶反応 **103**

く

グルタミン合成酵素（GS） 109

クローン病 73, 77, **79**

け

軽鎖制限 60
形質発現 **15**
結核 **79**
結節性再生性過形成（NRH） 108
限局性結節性過形成（FNH） 5, 104, 105
限局性脂肪沈着 108
限局性深在性囊胞性大腸炎（CCP） 90
原発性硬化性胆管炎（PSC） 121, 122, **127**
原発性胆汁性胆管炎（PBC） **79**, 96
原発不明癌 13

こ

硬化性胆管炎 121
膠原線維束 **71, 87**
好酸球性胃腸炎 **95**
好酸球性食道炎 **95**
国際対がん連合（UICC） **119**
ごま塩パターン 129, 165
コントロール 3

さ

再生上皮 18
細胞形質 **15**
細胞傷害性 T 細胞 60
柵状血管 **23**
サルコイドーシス **79**

し

鹿の角様 129
自己免疫性胃炎（A 型胃炎） 34, 36
自己免疫性肝炎（AIH） 98
シドニー分類 35
充実性偽乳頭状腫瘍（SPN） 130, **143**, 164
縦走潰瘍 **23**
縦走溝 **23**

漿液性嚢胞腫瘍（SCN）　130
小腸腫瘍　**63**
小腸ダブルバルーン内視鏡（DBE）　57
上皮内リンパ球（IEL）　**87**
上皮乳頭内（毛細）血管ループ（IPCL）　**23**
上皮マーカー　10
食道炎
　逆流性──　17
　好酸球性──　**95**
神経内分泌腫瘍（NET）　138, 164

す

膵外神経叢浸潤　149
膵芽腫　**143**
膵癌
　通常型──　145
　粘液産生──　114
膵管癌　130, 137
膵癌取扱い規約（第7版）　146, 154
膵管内乳頭粘液性腫瘍（IPMN）　113, 130, 145
膵局所進展度　146
膵後方組織の浸潤　148
膵充実性漿液性腺腫　**143**
膵腺房細胞癌　**143**
膵前方組織の浸潤　148
膵内分泌腫瘍　**143**
スキップ病変　77

せ・そ

生体肝移植　**103**
絶対的虚血　66
セルブロック法　**168**
線維筋症　**71**, 91
腺房細胞癌（ACC）　137, 164
腺房中心細胞　137

相対的虚血　66

た

退形成癌　138, 139

大結節性再生結節　108
代償性肥大結節　108
大腸炎
　潰瘍性──（UC）　73, 81
　限局性深在性嚢胞性──（CCP）　90
立ち枯れ壊死　68, **71**
多発巣状萎縮性胃炎（B型胃炎）　34, 36
ダブルバルーン内視鏡（DBE）　**63**
胆管炎
　原発性硬化性──（PSC）　121, 122, **127**
　原発性胆汁性──（PBC）　**79**, 96
　硬化性──　121
　濾胞性──　122
胆管癌
　管内発育型──　114
胆管内乳頭状腫瘍　113
胆管ブラシ細胞診　124
胆汁細胞診　124
胆道癌取扱い規約（第6版）　**119**

ち

チモーゲン顆粒　137
中心芽細胞　59
中心細胞　59
超音波内視鏡下穿刺吸引（EUS-FNA）　162
腸クロム親和性細胞様（ECL）細胞　34
超高分化腺癌　41
直腸孤立性潰瘍症候群　90
直腸扁桃　90

つ・て・と

通常型膵癌　145

低異型度胃型腺癌　43, 44
低異型度癌　41
低異型度腸型腺癌　43
低異型度分化型胃癌　43, 44
手繋ぎ癌　43, 44
伝染性単核症　49

特殊染色（特染）　8

な・に

内皮炎　**103**

肉腫様成分　27
二次濾胞　59

ね

粘液産生膵癌　114
粘液性嚢胞腫瘍（MCN）　130
粘膜下腫瘍/腫瘤（SMT）　**31**
粘膜脱症候群（MPS）　89

は

花むしろ状　129
パネート細胞　75

ひ

非アルコール性脂肪肝（NAFL）　99
非アルコール性脂肪肝炎（NASH）　97
非萎縮性胃炎　35
びまん性大細胞型 B 細胞リンパ腫
　（DLBCL）　56
ビメンチン　11
病期分類　**159**
病理組織学的治療効果判定基準　157
貧血　66

ふ

フロント形成　20
分化度　41
吻合部ポリープ状肥厚性胃炎　**47**

へ・ほ

併存癌　145

泡沫組織球　155
ポリープ状嚢胞状胃炎　**47**
ボルティモア・コンセンサス　133

ま

マクロ視点　5
慢性胃炎　33
慢性活動性 EB ウイルス感染症
　（CAEBV）　**55**
マントル細胞リンパ腫　60

み・め

ミクロ視点　5
未分化癌　139

免疫組織化学染色（免染）　8

ゆ・よ

由来癌　145

ヨード不染色帯　**23**

ら・り

卵巣様間質　129

輪状潰瘍　**23**
リンパ球浸潤癌　50, 51
リンパ球増殖症　**55**
リンパ球マーカー　10
リンパ上皮病巣（LEL）　**71**
リンパ節　59
リンパ濾胞　59

ろ

ロサンゼルス分類　19
濾胞性胆管炎　122
濾胞リンパ腫　60

著者紹介

福嶋　敬宜　(ふくしま　のりよし)

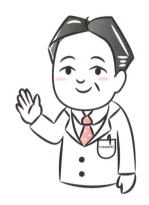

【現　職】
自治医科大学医学部・医学研究科　教授
自治医科大学医学部附属病院病理診断部・
病理診断科　部長・診療科長

【経　歴】
1990年　宮崎医科大学卒業
1990年　NTT関東逓信病院研修医・専修医
1995年　国立がんセンター研究所支所臨床腫瘍病理部
　　　　　　リサーチ・レジデント
1997年　国立がんセンター中央病院臨床検査部　医員
2001年　ジョンズ・ホプキンス大学医学部病理部　研究員
2004年　東京医科大学病理診断学講座　講師
2005年　東京大学大学院医学系研究科病理学講座　講師
2006年　東京大学大学院医学系研究科病理学講座　准教授
　　　　東京大学病院病理部　副部長
2009年から現職

【専門分野】
病理診断学
膵胆道疾患の病理学・分子病理学

【資格，学会活動等】
医学博士 (東京大学，1997)，日本専門医機構認定病理専門医，病理専門研修指導医，日本臨床細胞学会細胞診専門医，日本膵臓学会認定指導医 (病理)，日本病理学会評議員，日本癌学会会員

【主な著書 (編集・監修を含む)】
WHO Classification of Tumours of the Digestive System, 4th ed, 2010 (共著)
臨床医が知っておきたい消化器病理の見かたのコツ，羊土社，2013 (共編著)
キーワードとアルゴリズムで捉える肝胆膵の実践病理診断，文光堂，2013 (共編著)
胆道癌・膵癌―腫瘍病理鑑別診断アトラス，文光堂，2015 (共編著)
膵癌取扱い規約，第7版，2016 (共編)
3週間de消化器病理，南江堂，2017 (単著)
臨床に活かす病理診断学―消化管・肝胆膵編，第3版，医学書院，2018 (共著)，他

【その他，自己紹介に関するひとことメッセージなど】
チームワークとネットワークで患者さんのための病理診断学を実践していくことにより，医学の発展と医療の向上に貢献していくことを目標としています。

3 週間 de 消化器病理 2─臨床医のための病理のイロハ

2019 年 5 月 15 日

著　者　福嶋敬宜
発行者　小立鉦彦
発行所　株式会社 南 江 堂
　〒113-8410　東京都文京区本郷三丁目42番6号
　☎ (出版)03-3811-7236　(営業)03-3811-7239
　ホームページ https://www.nankodo.co.jp/
　　　　　　　　印刷・製本 三報社印刷
　　　　　　　　装丁・イラスト 渡邊真介

Gastrointestinal Pathology in 3 Weeks 2
© Nankodo Co., Ltd., 2019

定価は表紙に表示してあります.
落丁・乱丁の場合はお取り替えいたします.
ご意見・お問い合わせはホームページまでお寄せください.

Printed and Bound in Japan
ISBN978-4-524-24665-6

本書の無断複写を禁じます.

JCOPY 〈出版者著作権管理機構委託出版物〉

本書の無断複写は,著作権法上での例外を除き,禁じられています.複写される場合は,そのつど事前に,
出版者著作権管理機構（TEL 03-5244-5088,FAX 03-5244-5089,e-mail: info@jcopy.or.jp）の
許諾を得てください.

本書をスキャン,デジタルデータ化するなどの複製を無許諾で行う行為は,著作権法上での限られた例外
(「私的使用のための複製」など)を除き禁じられています.大学,病院,企業などにおいて,内部的に業
務上使用する目的で上記の行為を行うことは私的使用には該当せず違法です.また私的使用のためであっ
ても,代行業者等の第三者に依頼して上記の行為を行うことは違法です.